Atlas of Arthroscopic Anatomy of the Major Joints

关节镜手术
解剖图谱

[智] Cristian Blanco Moreno　主编

陈世益　李　宏　主译

山东科学技术出版社

·济南·

摄影（Photographer）：Ana Rivero Del Rio
图字 15-2017-56

图书在版编目（CIP）数据

关节镜手术解剖图谱 / ［智］克里斯蒂安·布兰科·莫伦诺（Cristian Blanco Moreno）主编，陈世益，李宏主译 . —济南：山东科学技术出版社，2017.8（2023.5 重印）
　ISBN 978-7-5331-8918-1

　Ⅰ . ①关… 　Ⅱ . ①克… 　②陈… 　③李… 　Ⅲ . ①关节镜 – 外科手术 – 人体解剖 – 图谱 　Ⅳ . ① R684-64

中国版本图书馆 CIP 数据核字（2017）第 126835 号

关节镜手术解剖图谱
GUANJIEJING SHOUSHU JIEPOU TUPU

责任编辑：李志坚
装帧设计：魏　然

主管单位：山东出版传媒股份有限公司
出　版　者：山东科学技术出版社
　　　　　　地址：济南市市中区舜耕路 517 号
　　　　　　邮编：250003　电话：（0531）82098088
　　　　　　网址：www.lkj.com.cn
　　　　　　电子邮件：sdkj@sdcbcm.com
发　行　者：山东科学技术出版社
　　　　　　地址：济南市市中区舜耕路 517 号
　　　　　　邮编：250003　电话：（0531）82098067
印　刷　者：山东临沂新华印刷物流集团有限责任公司
　　　　　　地址：山东省临沂市高新技术产业开发区新华路东段
　　　　　　邮编：276017　电话：（0539）2925659

规格：16 开（210 mm×285 mm）
印张：12.25　字数：250 千　印数：5001~6000
版次：2017 年 8 月第 1 版　印次：2023 年 5 月第 5 次印刷
定价：150.00 元

以本书献给我的父亲——*Ricardo Blanco Baeza*，他在本书完成之前去世了。但我敢肯定的是，他一定会为本书的出版感到骄傲。他是一个诚实的人，了解这一品质对于他所爱的人和仁慈的医生的重要性。

同时，也以本书献给我的家人，*Colette*、*Agustin*、*Amanda* 和 *Antonio*，感谢他们的耐心与陪伴。

主编　〔智〕Cristian Blanco Moreno, MD

主译　陈世益　李　宏

译者　（按姓氏笔画排序）

　　　刘　巍　陈天午　陈世益　陈雨舟

　　　尚西亮　吴子英　李圣坤　李　宏

　　　李宏云　柴　昉　黄洪波

序

为了那些以维护人类健康为己任的医生们，我们推出了《关节镜手术解剖图谱》。作为这个项目的负责人，我对能有机会、足够的条件和精神支持来完成这项工作表示感谢。

所有参与本书的关节镜外科医生，除了因为他们是相关亚专业的专家，还因为他们崇高的个人品质以及高超的手术和学术能力。能够和关节镜外科专家一起工作，按照严格的时间表协调医生的工作时间，是我个人的一种荣幸。衷心感谢他们对本书所做出的贡献。

此外，在本书编写过程中，我还和智利圣地亚哥洛斯安第斯大学胡安·卡洛斯·洛佩兹（Juan Carlos López）教授领导的解剖学系合作，他们给予我良好的学术支持。与解剖学等其他医学领域的学者合作是非常有价值的，因为解剖学知识是外科医生进行手术必须掌握的最重要的基础知识之一。

解剖学操作需要保障人员、仪器技术人员和关节镜系统的专门协调，包括进行尸体关节镜手术的后勤设施以及随后每个关节的解剖。摄影工作需要举行多次会议，对关节镜图片质量进行评估。文字内容的编写用了大量的时间，包括关节镜图片选择以及与其相关的外部视角和真实解剖图片的选择，更不要说逐章进行修正、编辑了。对此，病人、摄影师，编辑、平面设计团队等表现得非常敬业和专业。

相信对于关节镜外科医生、骨科医生以及各级医学中心来说，本书都将会是一个重要的工具。创伤科、骨科和关节镜专业医生一样，都会从中获益匪浅。

最后，同样重要的是，病人是我编写这本书的主要焦点。这个项目的动机是为关节镜手术医生提供一个重要的定位工具，如提供需要进行手术的关节周围解剖学知识。只要能够使术者清楚了解相关重要解剖结构之间的关系，防止术中意外损伤重要解剖结构，从而避免相关损伤或并发症，那么所有这些努力就都是值得的。本书是为了向术者提供真实可靠的解剖学信息，因此我们有意忽略了临床数据。

这本书的编写不是纯粹的技术工作，也并不完全依赖于专家参与，成功出版的背后是庞大的组织工作、耐心协调、良好和准确的批判性分析，以及重要的精神驱动。项目总监 Colette Epple 承担了这些角色，她恰好是我的妻子。令人高兴的是，本书出版后我们关系依旧亲密。

Gristian Blanco Moreno, MD

致 谢

智利圣地亚哥洛斯安第斯大学解剖学系

感谢从一开始就相信这个项目并贡献出才华和智慧的解剖学系的成员们，正是你们的优秀才能，使得获取能使本书成功出版的关键的尸体标本的关节镜手术解剖和关节解剖图片成为可能。特别感谢在实验室里组织多次工作会议的 Marcos Valenzuela，在尸体标本的解剖及其制备方面发挥了关键作用。

智利圣地亚哥 HELICO

感谢洛斯安第斯大学解剖学系在进行关节镜手术期间提供的后勤支持，包括人员和设备，以及为远离日常工作场所 3 个月所做的其他保障。在目前尸体标本稀缺的情况下，这真的是一种宝贵的支持。

设计团队

我真诚感谢 Cristián Jiménez Riveros 和 Colette Epple 对文字内容的精心编辑。我还要特别感谢实验室的技术员 Marcos Valenzuela Oróstica 和实验室助理 Luis Emilio Cubillos Cornejo，为我们的摄影师 Ana Rivero Del Rio 提供了合适的设备和工具。我非常感谢 Ana 为此书拍摄了这么多高水平照片。最后，我要感谢 Paula Zalazar Gaete 和 Paulina Vivanco Mansilla 对此项目不可或缺的平面设计支持所做出的贡献。

目 录

1 肩

Cristian Blanco Moreno, Juan Eduardo Santorcuato Fuentes, Nelson Fritis Lama, Juan Carlos López Navarro, Cristián Astorga Muñoz

◩ 1.1　引言

　　肩关节镜技术近二十年来发展极快，能通过微小切口对肩关节进行全面检查并处理许多病变。由于肩关节解剖结构复杂且毗邻重要血管、神经，充分了解其解剖结构有助于肩关节镜手术的顺利进行并保证操作的安全性。

　　从解剖学和生物力学角度而言，肩关节是一个整体；但从关节镜手术角度而言，根据肩关节的组成部分（盂肱关节、肩峰下间隙及肩锁关节）分别进行讲解更易于理解。本章主要描述手术时病人体位、体表解剖标志、手术入路，以及与此相关的肩关节各部分的解剖学特征。

◩ 1.2　肩关节镜手术适应证

　　肩关节镜手术指征包括：
- 肩袖病变
- 盂唇病变
- 盂肱关节不稳
- 滑膜及滑囊病变
- 细菌感染性关节炎
- 辅助治疗骨折
- 肩锁关节退变性疾病
- 肩锁关节不稳
- 肩峰下病变

◩ 1.3　体表解剖标志与手术入路

　　为了在肩部建立手术入路，需要对下列骨性标志进行辨认和标记：肩峰后外侧缘、锁骨远端的前缘、肩锁关节、喙突及锁骨上窝（图 1.1，图 1.2）。

◩ 1.4　病人体位

　　肩关节镜手术基本体位有沙滩椅位与侧卧位两种。取沙滩椅位时，病人上臂前屈 20°，由臂托或助手协助固定。取侧卧位时，病人上肢在牵引下处于外展 70°、前屈 20°的位置（图 1.3）。本章作者倾向于使用侧卧位，因此本章镜下图像均为侧卧位下拍摄。行关节镜手术前应对病人进行体检，评估肩关节活动度及稳定性。

◩ 1.5　推荐手术流程

1.5.1　盂肱关节

　　摆放好病人体位后，先对肩关节活动度及稳定性进行评估，随后经后方入路对盂肱关节进行关节镜检查；在关节内首先找到肱二头肌长头腱并根据其走行调整镜面到正确方向，其后检查肩袖间隙、肩胛下肌肌腱、关节盂、盂唇及韧带，再检查肱骨头及冈上肌肌腱。接着，将镜头向后下方移动，观察冈下肌及小圆肌肌腱，一直到腋窝。如有必要，最后可经盂肱关节前方或前外侧入路进行检查。

1.5.2　肩峰下间隙

　　首先经外侧入路检查肩峰下间隙及滑囊，随后调整镜头方向，检查肩袖、肩峰形态、喙肩韧带及肩锁关节下表面。通过外侧入路在肩峰下间隙观察肩袖，可以更好地判断是否存在撕裂并评估撕裂的形态与大小。如有必要，也可经前方入路或辅助入路（肩锁关节入路或上方入路）进行检查。

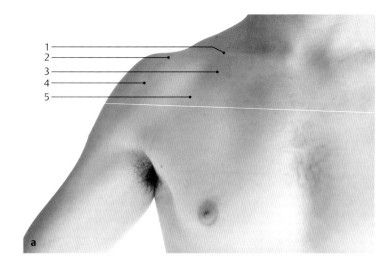

图 1.1

关节镜手术体表标志，前面观及后面观（右肩）

1. 锁骨

2. 肩峰

3. 喙突

4. 三角肌

5. 三角肌胸大肌间沟

6. 冈下肌

7. 小圆肌

8. 大圆肌

9. 肱三头肌

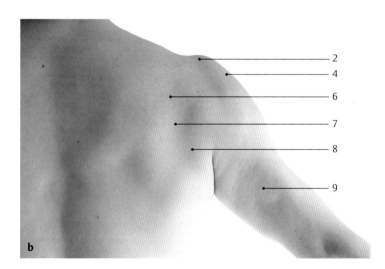

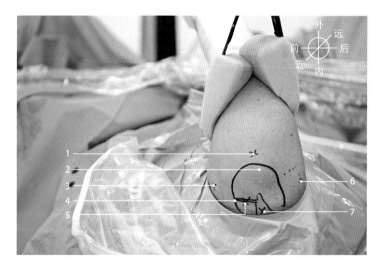

图 1.2

肩关节镜手术体表标志与常用入路的位置（右肩，侧卧位，观察者处于病人头侧）

1. 外侧入路

2. 肩峰

3. 前方入路

4. 肩锁关节

5. 肩锁关节入路

6. 后方入路

7. 上方入路

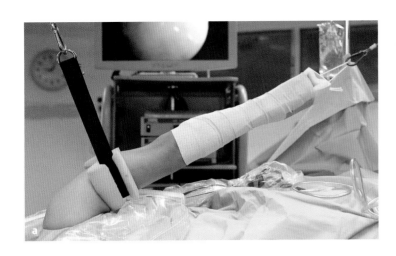

图 1.3
侧卧位肩关节镜手术（右肩）

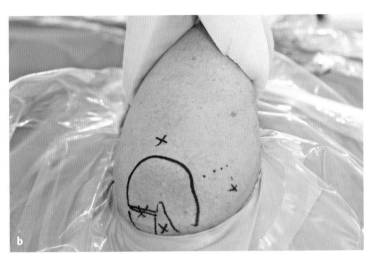

1.6 盂肱关节

1.6.1 后方入路

盂肱关节的后方入路是肩关节镜的主要入

路，也是术中建立的第一个入路，位于肩峰后外侧角内侧 1 cm、下方 2 cm 处（图 1.4）。经此入路可初步进行肩关节镜检查；同时，盂肱关节内的任何操作都需在建立此入路的前提下进行。

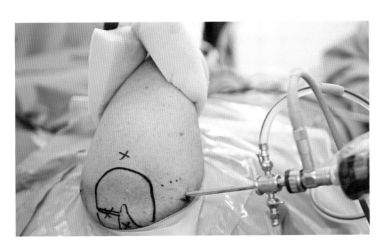

图 1.4
肩关节镜手术的体表标志，镜头通过后方入路（右肩，侧卧位）置入

解剖与可能损伤的结构

正确的后方入路从冈下肌和小圆肌间通过。如定位时偏向内侧，可能损伤旋肩胛动脉；向内下方偏移，则可能损伤肩胛上动脉；若偏向外下方，可能伤及腋神经及旋肱后动脉。图1.5~8显示了肩关节后方解剖结构。

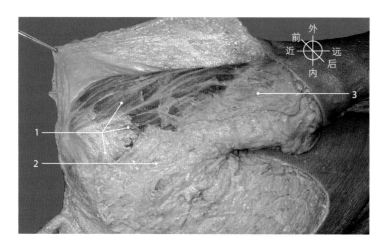

图 1.5

肩关节后方肌层（右肩标本，后面观）

1. 三角肌
2. 冈下肌
3. 肱三头肌

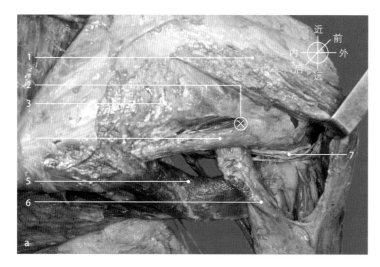

图 1.6

肩关节后方肌肉与后方入路位置（右肩标本，后面观）

1. 三角肌
2. 后方入路
3. 冈下肌
4. 小圆肌
5. 大圆肌
6. 肱三头肌（长头）
7. 腋神经及旋肱后动脉
8. 肩胛骨
9. 冈下肌肌腱
10. 肩胛上动脉
11. 后方关节囊
12. 旋肩胛动脉

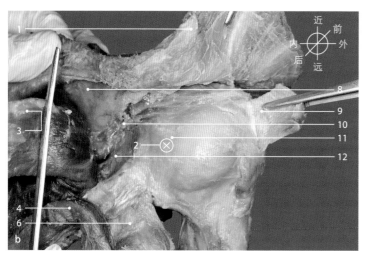

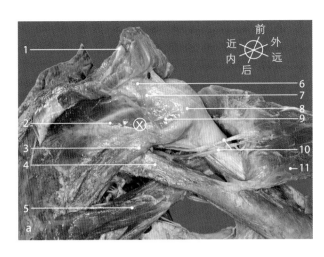
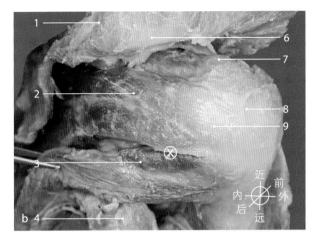

图 1.7

肩关节后方肌肉与后方入路位置（右肩标本，后面观），三角肌已切断并掀起，显露肩袖后部

1. 三角肌	2. 冈下肌	3. 小圆肌	4. 肱三头肌（长头）	5. 大圆肌
6. 肩峰	7. 冈上肌肌腱	8. 肱骨头	9. 冈下肌/小圆肌肌腱	10. 腋神经及旋肱后动脉

11. 三角肌（切断并向远端掀开）

⊗：后方入路

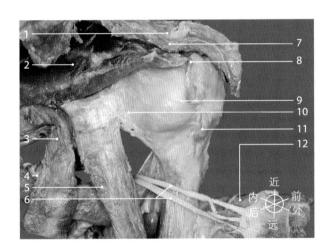

图 1.8

肩关节后方肌肉与后方入路位置（右肩标本，后面观），关节后方肌肉已切断并去除，显露盂肱关节后方关节囊

1. 三角肌	2. 冈下肌	3. 小圆肌（切断）	4. 大圆肌	5. 肱三头肌（长头）
6. 腋神经和旋肱后动脉	7. 肩峰	8. 冈下肌肌腱（切断）	9. 肱骨头	

10. 肩关节囊   11. 小圆肌肌腱（切断）   12. 三角肌（切断并向远端掀开）

关节内与关节镜下解剖

从后方入路观察时，必须对盂肱关节内解剖结构有充分了解，才能较好地调整镜头方向并保证操作的安全性。为进一步确保安全，前方入路需要在经后方入路置入的关节镜监视下建立（图1.9~15）。

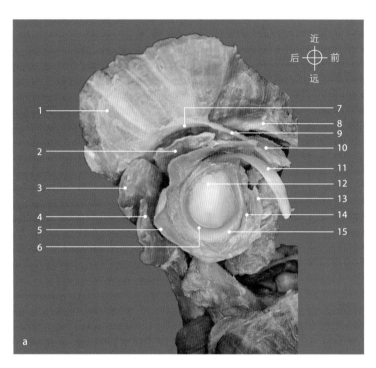

图 1.9

肩胛盂（外侧面观）与肱骨近端（上面观）（右肩标本）

1. 三角肌

2. 冈上肌 / 肌腱

3. 冈下肌 / 肌腱

4. 小圆肌 / 肌腱

5. 关节囊

6. 盂唇

7. 肩峰

8. 锁骨

9. 喙肩韧带

10. 喙突

11. 肱二头肌长头腱

12. 关节盂

13. 肩胛下肌肌腱

14. 中盂肱韧带

15. 下滑膜隐窝

16. 肱骨头

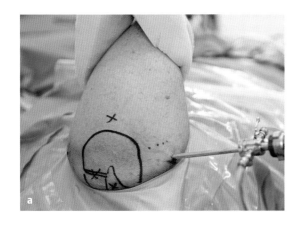

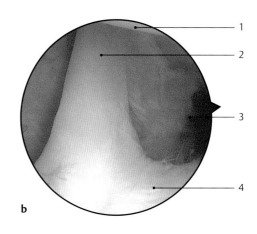

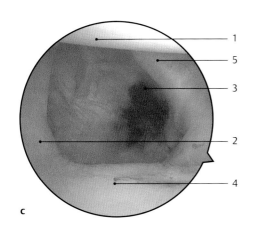

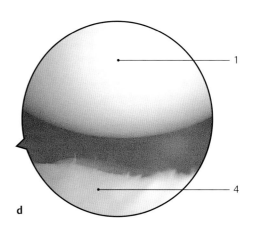

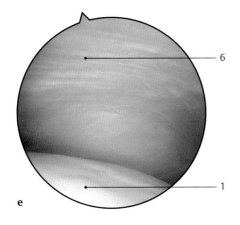

图 1.10

（a）关节镜经后方入路进入盂肱关节；（b）肱二头肌长头腱；（c）肩袖间隙；（d）肱骨头及后盂唇边缘；（e）肩袖

1. 肱骨头

2. 肱二头肌长头腱

3. 肩袖间隙

4. 盂唇

5. 肩胛下肌肌腱

6. 冈上肌肌腱

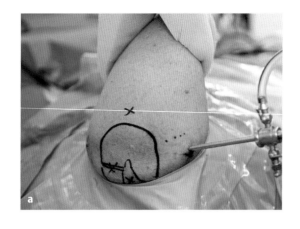

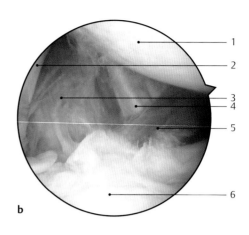

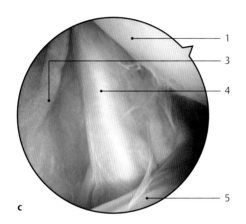

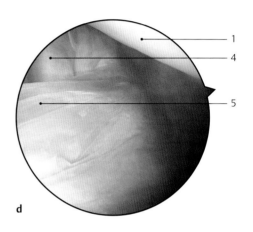

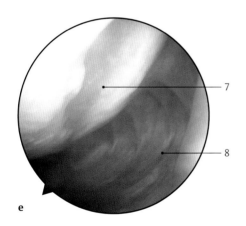

图 1.11

（a）关节镜经后方入路进入盂肱关节，镜面朝外侧；
（b）肩袖间隙；（c）肩胛下肌肌腱；（d）中盂肱韧带；
（e）镜面转向内侧，可见下方关节囊

1. 肱骨头

2. 肱二头肌长头腱

3. 肩袖间隙

4. 肩胛下肌肌腱

5. 中盂肱韧带

6. 前方盂唇

7. 肱骨头裸区

8. 下方关节囊

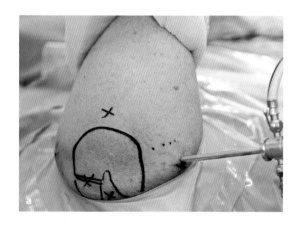

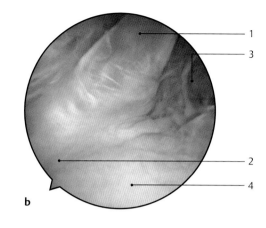

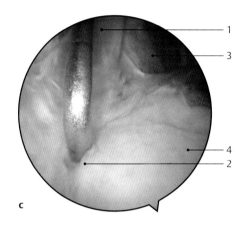

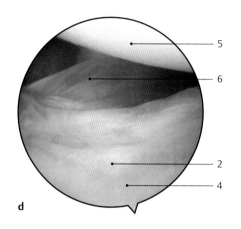

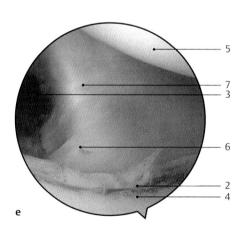

图 1.12

（a）关节镜经后方入路进入盂肱关节，镜面朝内侧；（b）前上盂唇；（c）前上盂唇探查；（d）前方盂唇及中盂肱韧带；（e）上盂唇及肩胛下肌肌腱

1. 肱二头肌长头腱

2. 盂唇

3. 肩袖间隙

4. 肩胛盂的关节面

5. 肱骨头

6. 中盂肱韧带

7. 肩胛下肌肌腱

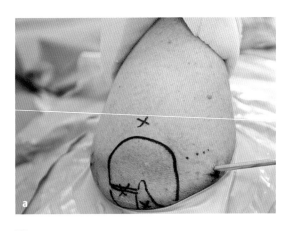

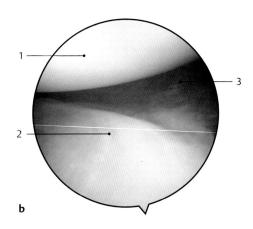

图 1.13

（a）关节镜经后方入路进入盂肱关节，镜面朝下方；（b）下盂唇与腋隐窝

1. 肱骨头

2. 下盂唇

3. 关节囊

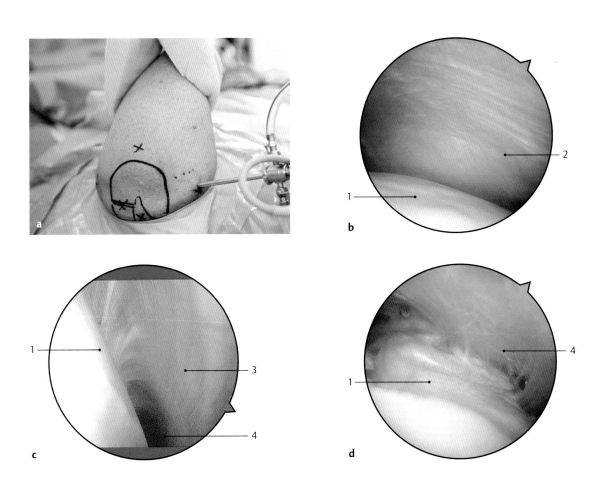

图 1.14

（a）关节镜经后方入路进入盂肱关节，向外上方移动以检查肩袖；（b）冈上肌肌腱；

（c）冈下肌肌腱；（d）小圆肌肌腱

1. 肱骨头　　　　　　　　　　2. 冈上肌肌腱

3. 冈下肌肌腱　　　　　　　　4. 小圆肌肌腱

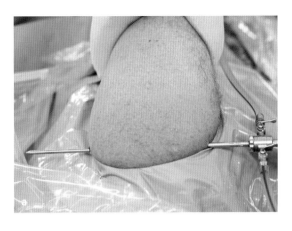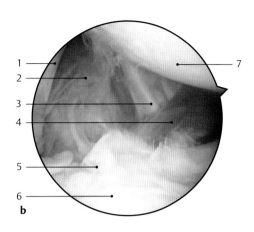

图 1.15

（a）关节镜经后方入路进入盂肱关节，向后移动回到起始位置，套管内的管芯向前从肩袖间隙穿出皮肤，穿出点即为前方入路的正确位置；（b）关节镜位于起始位置见到的肩袖间隙

1. 肱二头肌长头腱	2. 肩袖间隙	3. 肩胛下肌肌腱
4. 中盂肱韧带	5. 盂唇	6. 肩胛盂
7. 肱骨头		

1.6.2　前方入路

盂肱关节前方入路一般位于喙突外侧、肩峰前角下方 4 cm 处，主要作为盂肱关节内操作时的器械入路。该入路的定位可使用"由外向内"法，经后方入路将关节镜置入关节内后，在关节镜监视下徒手定位；也可根据后方入路位置进行前方入路定位（图 1.16）。

解剖与可能损伤的结构

肩关节前方的解剖结构相当复杂。从肩关节前方进行手术操作时可能损伤的结构包括：头静脉、胸外侧神经与胸内侧神经（来自臂丛神经外侧束与内侧束）、肌皮神经、腋静脉和腋动脉、胸肩峰动脉及其分支（锁骨支、肩峰支、三角肌支与胸肌支），以及联合腱（由喙肱肌、肱二头肌及胸小肌肌腱组成），参见图 1.17、图 1.18。

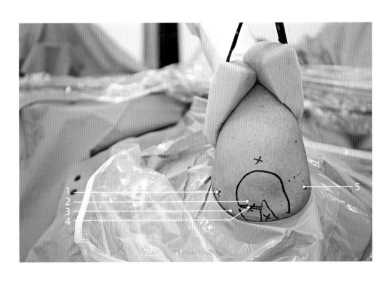

图 1.16

前方入路体表标志（右肩）

1. 前方入路

2. 肩峰前部

3. 喙突

4. 肩锁关节

5. 后方入路

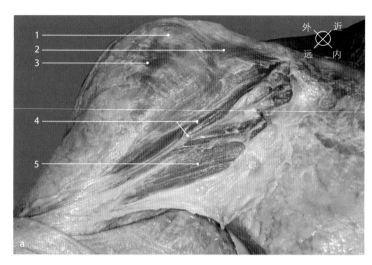

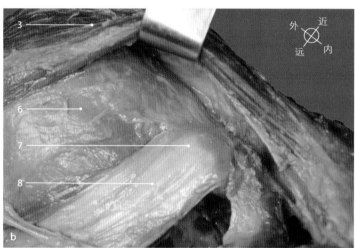

图 1.17

（a）肩关节前面观（右肩标本），皮肤已分离，以显露三角肌胸大肌间沟和头静脉；（b）拉起三角肌和头静脉，显露喙突、联合腱及肩关节前部

1. 肩峰前端

2. 锁骨

3. 三角肌

4. 三角肌胸大肌间沟及头静脉

5. 胸大肌（锁骨部）

6. 盂肱关节前部

7. 喙突

8. 联合腱

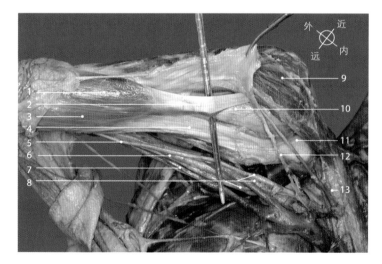

图 1.18

肩关节（右肩标本）前面观，显示肩关节前方深部肌层。胸大肌已切除，胸小肌在喙突起点切断，图中可见喙肱肌、肱二头肌短头（以及该头的喙突起点）、臂丛神经及腋动脉

1. 肱二头肌长头（肌肉）　2. 肱二头肌长头腱　　3. 喙肱肌　　4. 喙肱肌肌腱　　5. 肌皮神经

6. 腋动脉　　　　　　　7. 腋静脉　　　　　　8. 臂丛神经（外侧束 / 后束 / 内侧束）

9. 三角肌　　　　　　　10. 盂肱关节前部　　　11. 喙突及联合腱　　　　　12. 胸外侧神经

13. 锁骨

关节内与关节镜下解剖

充分了解盂肱关节内解剖结构后，才能在关节镜手术中合理地调整镜头方向（图 1.19~22）。如前所述，前方入路主要作为器械入路。

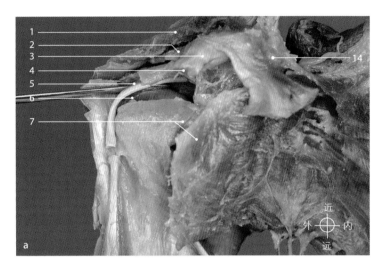

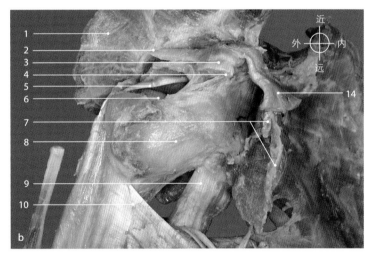

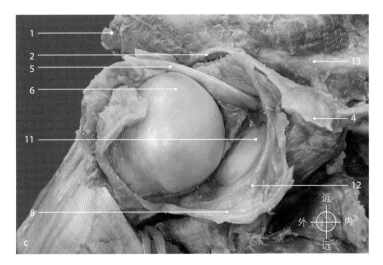

图 1.19

（a）肩关节前面观（右肩标本）；（b）三角肌、胸大肌及胸小肌均切断、掀开后，显露前方关节囊；（c）打开关节囊，显露关节内结构

1. 三角肌

2. 肩峰

3. 喙突

4. 联合腱（肱二头肌短头，喙肱肌及胸小肌）

5. 肱二头肌长头腱

6. 肱骨头

7. 肩胛下肌 / 肌腱

8. 前方关节囊

9. 肱三头肌（长头）

10. 背阔肌肌腱

11. 肩胛盂

12. 中盂肱韧带

13. 锁骨

14. 胸小肌肌腱

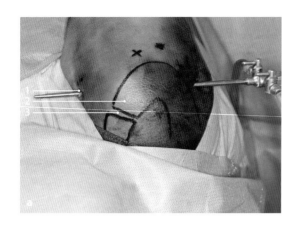

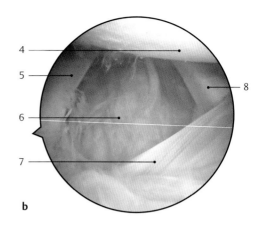

图 1.20

关节镜经后方入路进入关节（右肩标本），镜下所见肩袖间隙（即前方入路所在位置）。体外图像（同一右肩标本）所示为"由内向外"建立前方入路的方法：套管经后方入路进入关节，套管内的管芯向前穿出关节

1. 前方入路	2. 肩峰前端	3. 肩锁关节	4. 肱骨头
5. 肱二头肌长头	6. 肩袖间隙	7. 中盂肱韧带	8. 肩胛下肌肌腱

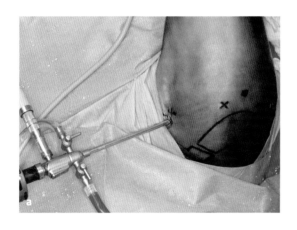

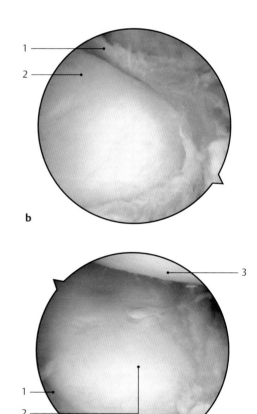

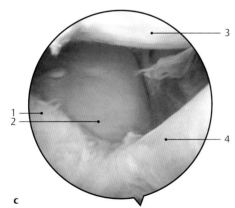

图 1.21

（a）关节镜经前方入路进入关节（右肩标本）；（b）镜面朝近侧时的镜下所见；（c）镜面朝近侧时的镜下所见；（d）镜面朝远侧时的镜下所见

1. 盂唇	2. 肩胛盂	3. 肱骨头	4. 肱二头肌长头腱

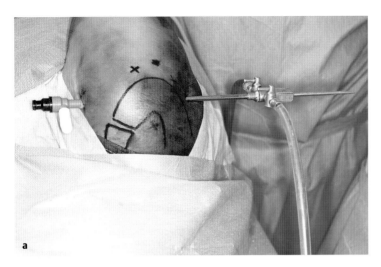

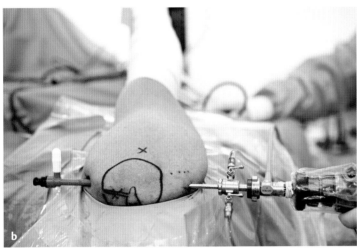

图 1.22

（a，b）关节镜经后方入路进入关节，镜面朝向近侧，套管置于前方入路（右肩）；（c）关节镜经后入路进入关节，镜下所见肩袖间隙；（d）关节镜经后方入路进入关节，镜下所见肱二头肌长头腱

1. 肱二头肌长头腱
2. 位于肩袖间隙的套管
3. 盂唇
4. 中盂肱韧带
5. 肩胛下肌肌腱
6. 肱骨头

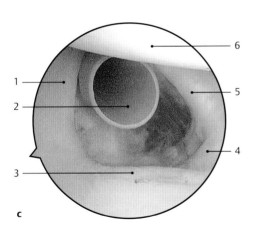

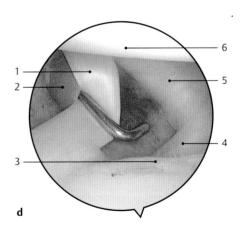

1.6.3　前外侧入路

前外侧入路位于肩峰前外侧缘远端2 cm处，主要用于肩关节不稳的治疗。在对前下和 / 或后下盂唇进行手术操作时，经此入路能较好地进行观察，见图 1.23。

解剖与可能损伤的结构

前外侧入路主要毗邻肩关节前方的一些腱性结构（图 1.24~35）。

镜下解剖

前外侧入路的镜下所见如图 1.25~27 所示。

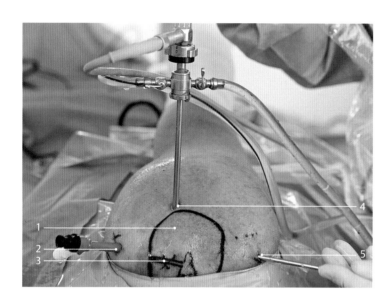

图 1.23

关节镜经前外侧入路进入关节（右肩）

1. 肩峰

2. 前方入路

3. 肩锁关节

4. 前外侧入路

5. 后方入路

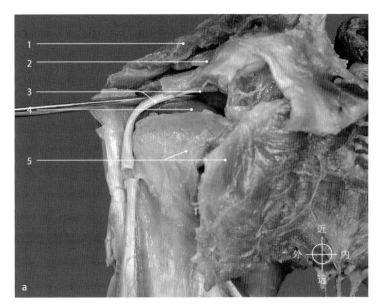

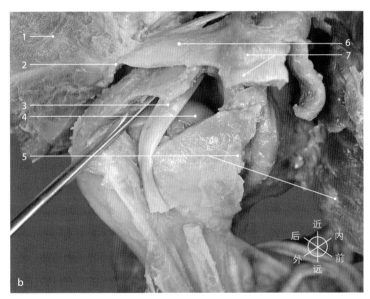

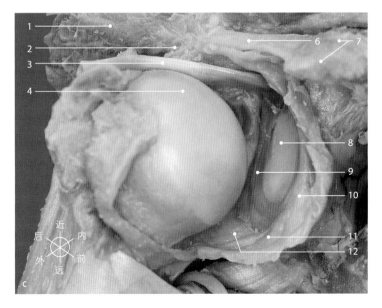

图 1.24

前外侧入路周围解剖结构与可经此入路观察的
关节内结构（右肩标本）

1. 三角肌

2. 肩峰

3. 肱二头肌长头腱

4. 肱骨头

5. 肩胛下肌 / 肌腱

6. 喙肩韧带

7. 喙突及联合腱

8. 肩胛盂

9. 盂唇

10. 中盂肱韧带

11. 下盂肱韧带

12. 下方关节囊 / 腋囊

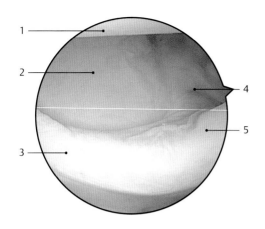

图 1.25

镜面朝近端时的镜下所见

1. 肱骨头　　　　　　　　2. 肩胛盂

3. 前方盂唇　　　　　　　4. 上盂唇

5. 肱二头肌长头腱　　　　6. 下盂唇

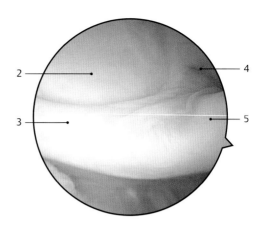

图 1.26

镜面朝近端并转向前方时的镜下所见

1. 肱骨头　　　　　　　　2. 肩胛盂

3. 前方盂唇　　　　　　　4. 上盂唇

5. 肱二头肌长头腱　　　　6. 下盂唇

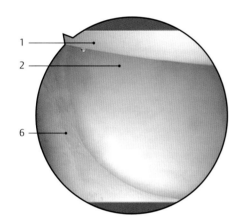

图 1.27

镜面朝远端时的镜下所见

1. 肱骨头

2. 肩胛盂

3. 前方盂唇

4. 上盂唇

5. 肱二头肌长头腱

6. 下盂唇

1.7 肩峰下间隙入路

　　肩峰下间隙后方入路与盂肱关节后方入路共用一个皮肤切口。进镜时应使镜头穿过肌间隙再向上约 1 cm，朝肩峰下间隙方向送入镜头。可以先将套管芯经切口推入肌肉间，触及肩峰后缘后，调整套管芯位置，使其接触肩峰下表面，再向前移动即可进入肩峰下间隙。

　　前方入路位于肩峰和喙肩韧带下方。将关节镜镜头继续向前移动直到其顶到前方皮肤，这个接触点就是前方入路的正确位置（"由内向外"法），见图 1.28。

　　经后方入路置入关节镜后，在关节镜监视下建立外侧入路（图 1.29 a，b）。后者是在肩峰下间隙内进行手术操作的重要入路，可用于检查肩袖，并在肩袖修补术中作为器械入路（图 1.29c）。

　　经肩峰下间隙操作的解剖标志和相关解剖结构与经盂肱关节相同。肩峰下间隙周围主要是骨性、肌性及腱性结构（图 1.30）。

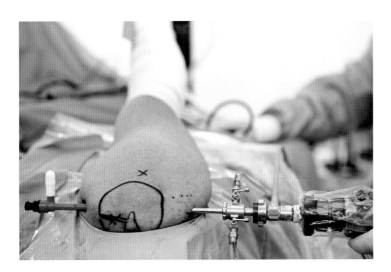

图 1.28
肩峰下间隙的前方与后方入路（右肩）

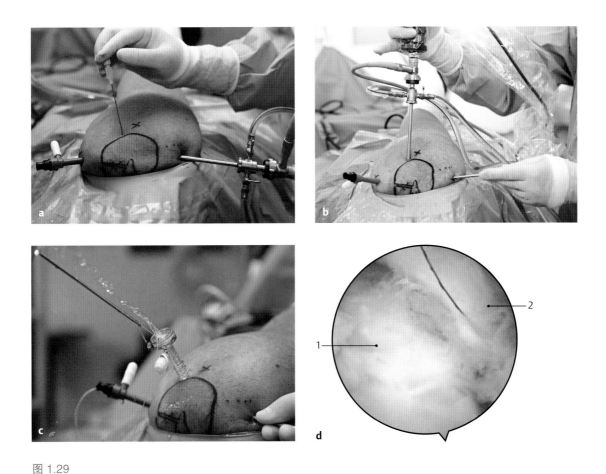

图 1.29
（a，b）在经后方入路置入的关节镜监视下建立肩峰下间隙外侧入路（右肩）；（c）套管经肩峰下间隙外侧入路置入；（d）镜头位于后方入路，镜下见肩峰下间隙、肩袖及位于外侧入路的套管

1. 肩袖　　　　2. 套管

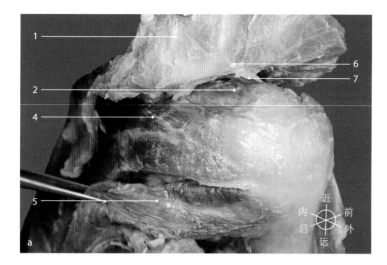

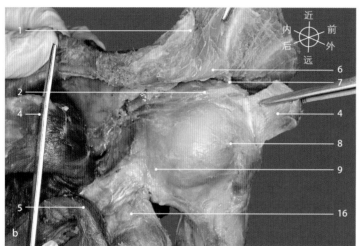

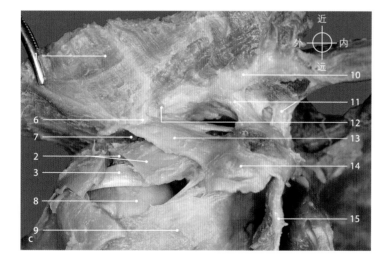

图 1.30

（a，b）肩关节后面观，显示肩峰下间隙与周围解剖结构（右肩标本）；（c）肩关节前面观，显示肩峰下间隙及周围解剖结构（右肩标本）

1. 三角肌

2. 冈上肌

3. 肱二头肌长头腱

4. 冈下肌/肌腱

5. 小圆肌/肌腱

6. 肩峰

7. 肩峰下间隙

8. 肱骨头

9. 肩关节囊

10. 锁骨

11. 喙锁韧带

12. 肩锁关节

13. 喙肩韧带

14. 喙突

15. 肩胛下肌/肌腱

16. 肱三头肌（长头）

1.8 肩锁关节直接入路

肩锁关节直接入路位于该关节的关节线中点、前、后缘的中间。可先用腰穿针标记此点，在肩峰下间隙内部观察时据此标记定位肩锁关节。此入路不用于肩锁关节的镜检，而是在切除远端锁骨时作为器械入路（图 1.31~32）。

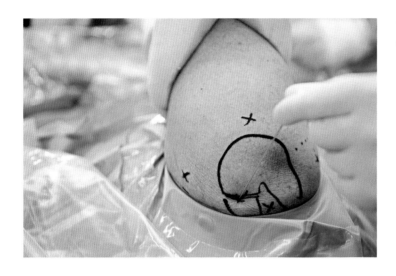

图 1.31
针尖处为肩锁关节直接入路位置（右肩）

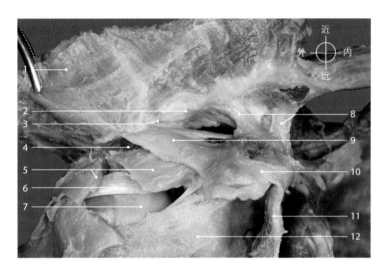

图 1.32
肩关节前面观，显示肩锁关节周围解剖结构（右肩标本）

1. 三角肌	2. 锁骨
3. 肩锁关节	4. 肩峰下间隙
5. 冈上肌 / 肌腱	6. 肱二头肌长头腱
7. 肱骨头	8. 喙锁韧带
9. 喙肩韧带	10. 喙突
11. 肩胛下肌 / 肌腱	12. 肩关节囊

1.9 上方入路（锁骨上或肩胛上入路）

上方入路位于肩胛冈前方 1 cm、肩峰前内侧缘内侧 2 cm 处，穿过斜方肌与冈上肌的肌肉部分（切勿穿过肌腱）。此入路用于观察、松解肩胛上切迹处的肩胛上神经。肩胛上神经及肩胛上动脉离此入路最短距离为 3 cm（图 1.33~35）。

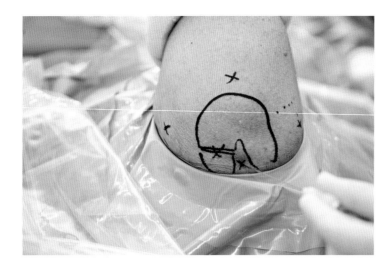

图 1.33
针尖处为上方入路位置（右肩）

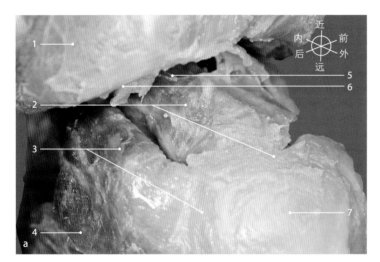

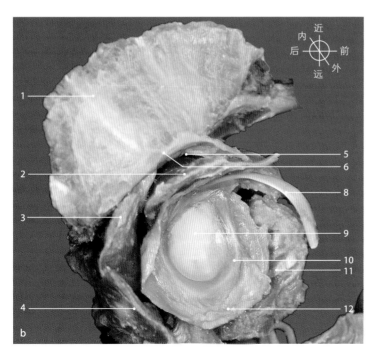

图 1.34
（a）肩关节上面观，显示冈上肌肌腹，三角肌
被掀起，其肩峰附着点仍保留（右肩标本）；
（b）肩胛盂外侧观，显示经上方入路至肩胛
上切迹经过的肌肉及肌腱（右肩标本）

1. 三角肌

2. 冈上肌 / 肌腱

3. 冈下肌 / 肌腱

4. 小圆肌 / 肌腱

5. 肩峰下间隙

6. 肩峰

7. 肱骨头

8. 肱二头肌长头腱

9. 肩胛盂

10. 盂唇

11. 肩胛下肌肌腱

12. 肩关节囊

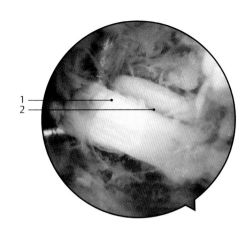

图 1.35

经上方入路置入关节镜观察肩胛上神经（右肩）

1. 肩胛上神经

2. 肩胛上动脉

2 肘

Cristian Blanco Moreno, Claudio Moraga Huerta, Juan Eduardo Santorcuato Fuentes, Juan Carlos López Navarro, Cristián Astorga Muñoz

2.1 引言

目前，采用肘关节镜治疗各种肘关节病变已成为安全、有效的选择。不过，这一技术的最大风险是可能意外损伤神经。为了避免操作中伤及这些易损结构，充分了解关节周围解剖十分重要。

本章主要阐述肘关节镜手术时病人体位摆放、标准诊断性关节镜检查和治疗手术所需入路，以及操作时可能损伤的结构和相关解剖知识。前后间室和后外侧隐窝的概念也一并在此讲解。

2.2 肘关节解剖

肘关节是由肱骨髁、桡骨头及尺骨三部分构成的滑膜关节，能进行屈、伸两种动作，前臂还可做旋前及旋后动作。

肱骨髁远端分为肱骨滑车和肱骨小头，它们各有一个关节面，分别与桡骨和尺骨相关联，两个关节面均位于肱骨内、外上髁连线以远 2 cm 处。因此，肘关节实质上包含三个小关节：肱尺关节（由肱骨滑车及尺骨滑车切迹构成）、肱桡关节（由肱骨小头及桡骨头构成）及近端桡尺关节（由桡骨头及尺骨桡切迹构成）（图 2.1，图 2.2）。

2.2.1 肘关节前方间室：肘窝

肘窝是位于前臂近端前面中央部分的一个三角形区域。此处的皮神经主要来自前臂内侧皮神经、前臂外侧皮神经、臂丛神经内侧束分支与肌皮神经。

肘窝的近侧边界是肱骨内、外上髁连线，旋后肌外侧缘及肱桡肌内侧缘则分别构成肘窝的内、外侧边界。前臂深筋膜及肱二头肌内侧腱膜构成肘窝的顶。

肘内侧静脉位于深筋膜浅层，与前臂内侧皮神经交叉走行。肱肌及旋后肌构成肘窝的底。

肘窝内自内向外排列着下列结构：正中神经、肱动脉末段及伴行静脉、桡动脉及尺动脉起始段。肱二头肌肌腱及桡神经位于肱桡肌深面。肌皮神经于肱二头肌肌腱外侧走行，延续为前臂外侧皮神经（图 2.3~7）。

2.2.2 肘关节后方间室与后外侧隐窝

肘关节后方皮肤的皮神经来自桡神经皮支、臂外侧下皮神经与前臂后皮神经。尺神经在臂部没有分支，向远端走行并穿过内侧肌间隔后，走行在肱三头肌内侧头的前方，折向内侧进入肱骨内上髁和鹰嘴之间的尺神经沟。

肘关节后方关节囊较薄弱，紧贴肱三头肌肌腱与肘肌（图 2.8~10）。

2.3 肘关节镜手术适应证

肘关节镜手术适应证包括：
- 关节内游离体
- 肘关节病
- 创伤后肘关节病
- 炎症性（而非感染性）关节炎
- 滑膜疾病

肘关节镜手术也有禁忌证。首先，严重的解剖畸形（不论软组织或骨性结构）是绝对禁忌；其次是大的异位骨化灶伴严重关节囊外组织挛缩。相对禁忌证是既往有尺神经前置（包括皮下前置及肌下前置）手术史，对这类病人通常建议术前常规行超声检查。

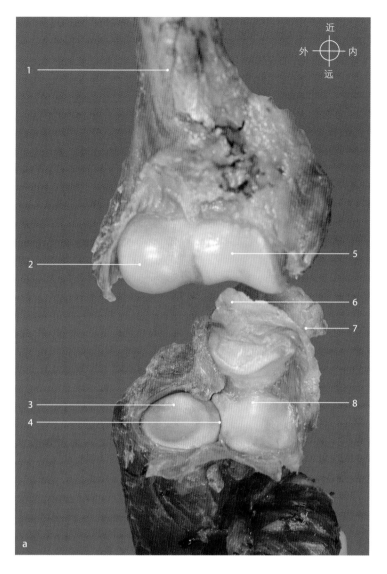

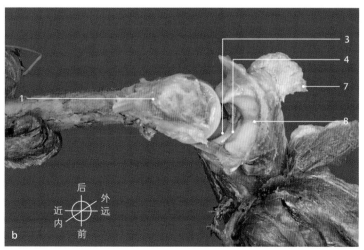

图 2.1

肘关节前面观及内侧观，显示骨性及关节结构
（右肘标本）

1. 肱骨
2. 肱骨小头
3. 桡骨头
4. 近端桡尺关节
5. 肱骨滑车
6. 后方关节囊
7. 肱三头肌肌腱
8. 滑车切迹

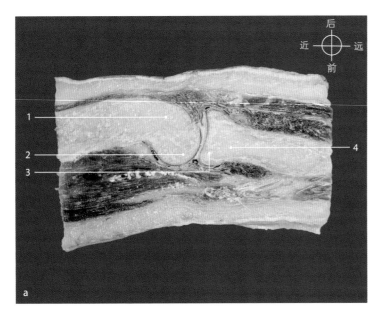

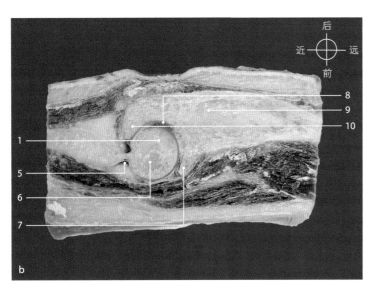

图 2.2

肘关节矢状切面，显示肱桡关节（a）及肱尺关节（b）（右肘标本）

1. 远端肱骨
2. 肱骨小头
3. 桡骨头
4. 桡骨近端
5. 冠突窝
6. 肱骨滑车
7. 冠突
8. 滑车切迹
9. 尺骨近端
10. 鹰嘴

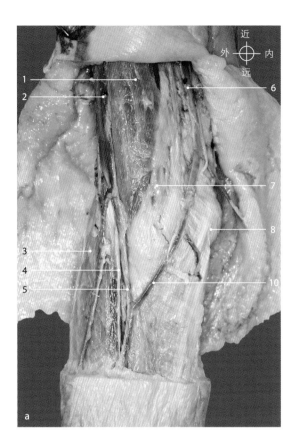

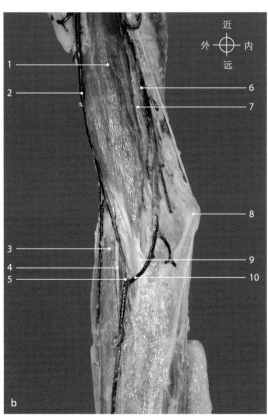

图 2.3

肘关节前面观，显示浅层结构与静脉网（右肘标本）

1. 肱二头肌

2. 头静脉

3. 肱桡肌

4. 前臂外侧皮神经

5. 头正中静脉

6. 贵要静脉

7. 肱动脉

8. 内上髁

9. 肱二头肌肌腱

10. 贵要正中静脉

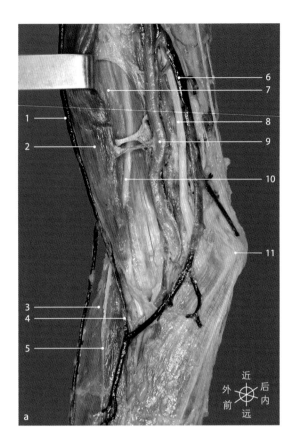

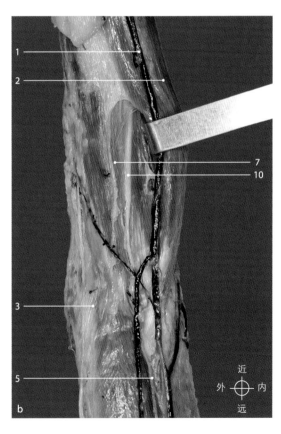

图 2.4

臂部远端内侧（a）及前外侧（b）神经血管朝肘部走行（右肘标本）

1. 头静脉

2. 肱二头肌

3. 肱桡肌

4. 头正中静脉

5. 前臂外侧皮神经

6. 贵要静脉

7. 肱肌

8. 正中神经

9. 肱动脉

10. 肌皮神经

11. 肱骨内上髁

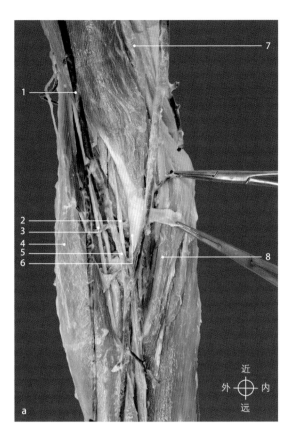

图 2.5

肘窝外侧结构（右肘标本）

1. 头静脉

2. 前臂外侧皮神经

3. 桡神经

4. 肱桡肌

5. 头正中静脉

6. 肱二头肌肌腱

7. 肱动脉

8. 旋前圆肌

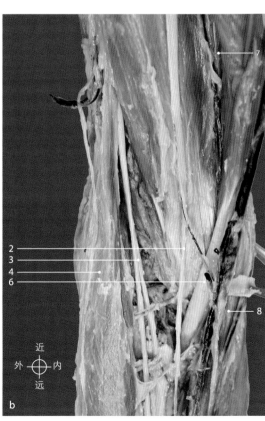

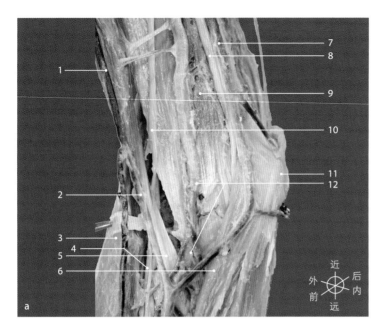

图 2.6

肘窝内侧结构（右肘标本）

1. 头静脉

2. 头正中静脉

3. 肱桡肌

4. 桡神经

5. 肱二头肌肌腱

6. 旋前圆肌

7. 贵要静脉

8. 正中神经

9. 肱肌

10. 肌皮神经

11. 肱骨内上髁

12. 肱动脉（桡动脉及尺动脉发出处）及静脉

13. 肱骨

14. 关节囊

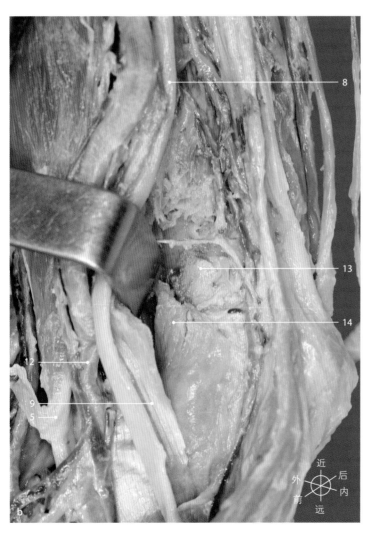

肘窝内侧结构（右肘标本）

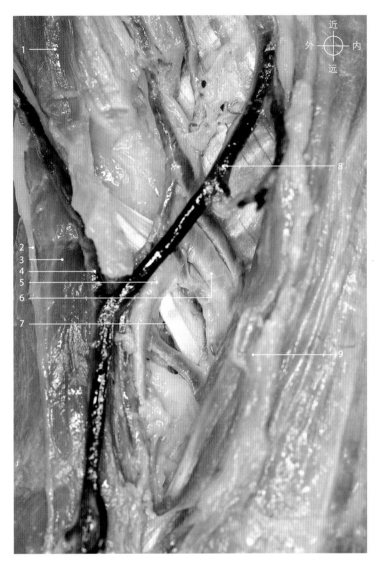

图 2.7

肘窝与桡动脉、尺动脉起始段（右肘标本）

1. 肱二头肌

2. 前臂外侧皮神经

3. 肱桡肌

4. 头正中静脉

5. 桡动脉

6. 尺动脉

7. 肱二头肌肌腱

8. 贵要正中静脉

9. 旋前圆肌

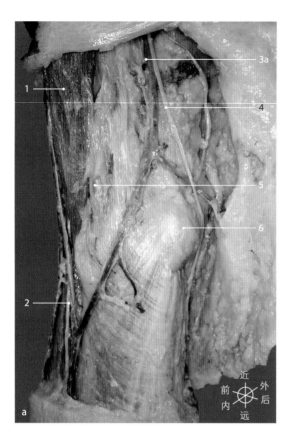

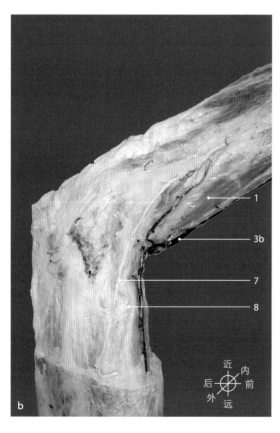

图 2.8

肘关节后内侧及后外侧的部分浅表神经（右肘标本）

1. 肱二头肌

2. 前臂外侧皮神经

3a. 贵要静脉

3b. 头静脉

4. 前臂内侧皮神经

5. 肱动脉

6. 内上髁

7. 臂外侧下皮神经

8. 肱桡肌

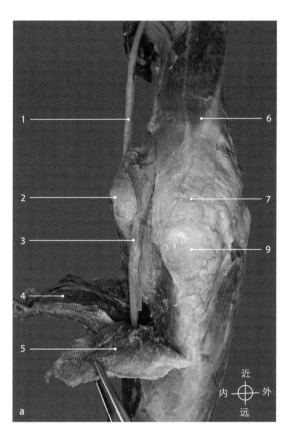

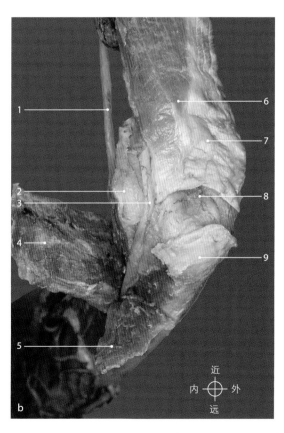

图 2.9

肘关节后内侧与后外侧结构（右肘标本）

1. 正中神经
2. 内上髁
3. 尺神经
4. 指浅屈肌
5. 尺侧腕屈肌
6. 肱三头肌
7. 肱三头肌肌腱
8. 后方关节囊
9. 鹰嘴

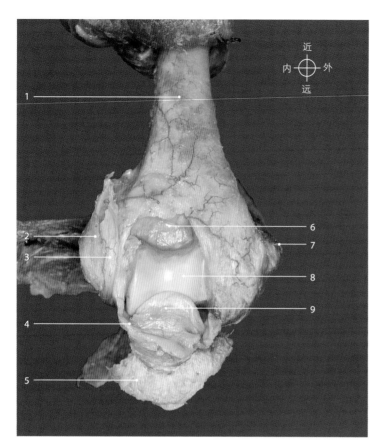

图 2.10
肘关节后面观，标本的摆放模拟关节镜手术（侧卧位）时的位置，后方关节囊被打开以显露鹰嘴窝（右肘标本）

1. 肱骨远端
2. 内上髁
3. 尺神经（切断）
4. 关节囊
5. 肱三头肌肌腱
6. 鹰嘴窝
7. 外上髁
8. 肱骨滑车
9. 鹰嘴

◢ 2.4　体表解剖标志

肘关节镜手术的关键在于全面掌握该关节解剖与相关血管神经结构的分布。肘关节的骨性标志包括内、外上髁，鹰嘴，桡骨头及肱骨小头，都位于皮下，易于触及。此外，尺神经也应被视为主要体表标志之一。术中应该先对这些结构进行标记，再注射生理盐水扩张关节囊（图 2.11）。

◢ 2.5　病人体位

肘关节镜手术的体位有 4 种：仰卧位，仰卧牵引位，俯卧位与侧卧位。本章作者一般使用侧卧位，因为该体位能使病人患侧上肢保持稳定，因此下文中所有图片均为该体位下拍摄。侧卧位的优点在于术中可自由屈伸肘关节，易于进入前方及后方间室，并且不影响病人呼吸，但在肘关节内侧进行手术操作会受到一定限制（图 2.12）。

◢ 2.6　手术入路

首先，采用何种入路主要取决于病变类型以及病变位于关节的哪一个间室。肘关节镜手术经典入路包括：近端前内侧入路、近端前外侧入路、后正中入路、后外侧入路及直接后外侧入路（软点入路）（图 2.13）。

2.6.1　近端前内侧入路

近端前内侧入路位于内侧肌间隔前方、肱骨内上髁近端 2 cm 处。经该入路能够非常好地观察肱桡关节，并能检查肱尺关节的大部分区域。该入路的优点在于其位于肘关节近端，同时关节镜置入后沿与正中神经走行几乎平行的方向（矢状面上）向远端深入。操作者须小心避开位于内侧肌间隔后方的尺神经，神经距此入路 3~4 mm。如定位时能直接触及内侧肌间隔并确保入路位于其前方，在一定程度上可降低发生尺神经损伤的风险（图 2.14~18）。

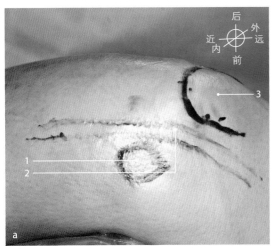

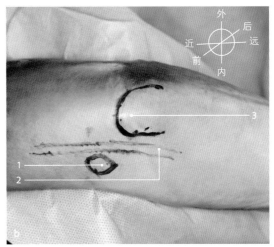

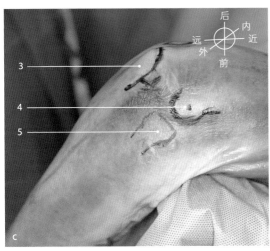

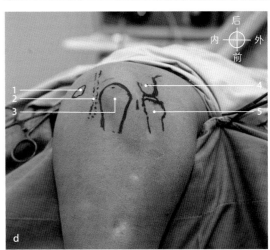

图 2.11

图示肘关节主要体表标志（右肘，侧卧位）。（a）内侧观；（b）后面观；（c）外侧观；（d）远端观

1. 内上髁   2. 尺神经   3. 鹰嘴   4. 肱骨小头 / 外上髁   5. 桡骨头

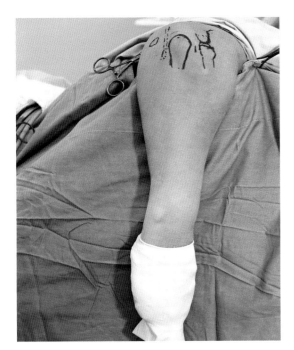

图 2.12

病人取侧卧位，臂部置于臂托上，臂托固定在手术台上。病人体位摆放好后，肘关节应高于手术台及台面上的器械

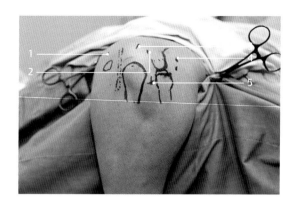

图 2.13

肘关节解剖标志与关节镜手术入路（右肘，侧卧位）

1. 近端前内侧入路

2. 后外侧入路

3. 后正中入路

4. 近端前外侧入路

5. 直接后外侧入路（软点）

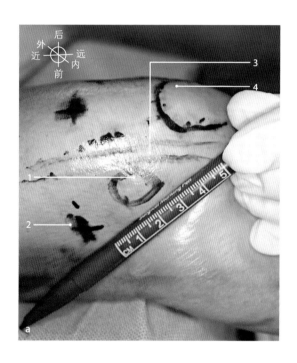

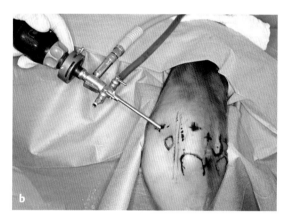

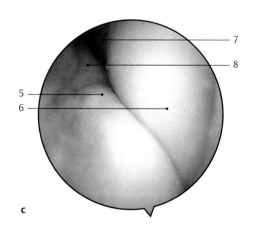

图 2.14

右肘内侧观，显示：（a）近端前内侧入路；（b）经此入路入镜时的镜头位置（右肘标本）；（c）经此入路的镜下所见

1. 内上髁

2. 近端前内侧入路

3. 尺神经

4. 鹰嘴

5. 冠突窝

6. 肱骨滑车

7. 肱骨小头

8. 桡骨头

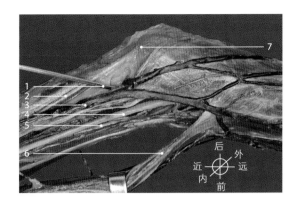

图 2.15

肘关节内侧观，标本摆放模拟手术时的侧卧位，显示近端前内侧入路位置与相关解剖结构（右肘标本）

1. 近端前内侧入路（交换棒所指处）

2. 内侧肌间隔

3. 贵要静脉

4. 正中神经

5. 肱动脉

6. 肱二头肌 / 肌腱

7. 内上髁

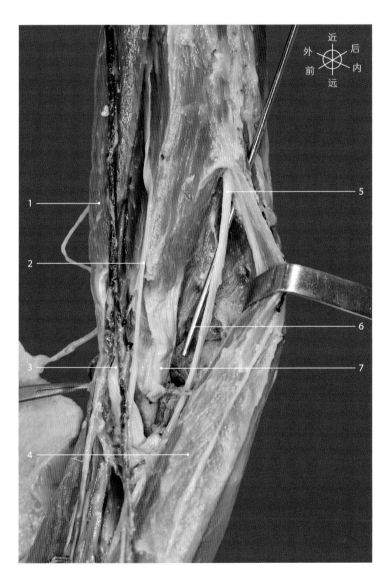

图 2.16

肘关节前面观，显示关节镜从近端前内侧入路进入肘关节的路径与相关解剖结构（右肘标本）

1. 肱二头肌

2. 肌皮神经

3. 肱二头肌肌腱

4. 旋前圆肌

5. 正中神经

6. 位于近端前内侧入路内的交换棒

7. 肱肌肌腱

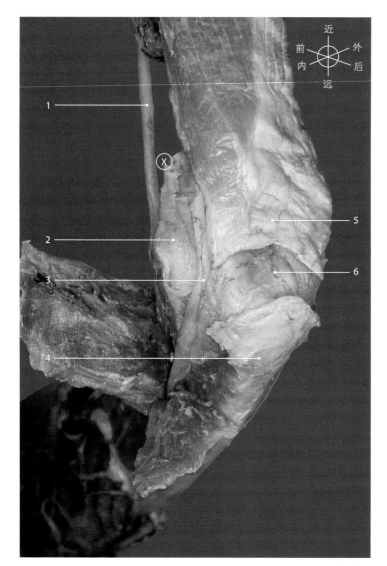

图 2.17

肘关节后面观，显示正中神经、尺神经及其与近端前内侧入路的位置关系（右肘标本）

1. 正中神经

2. 内上髁

3. 尺神经

4. 鹰嘴

5. 肱三头肌肌腱

6. 后方关节囊

⊗：近端前内侧入路

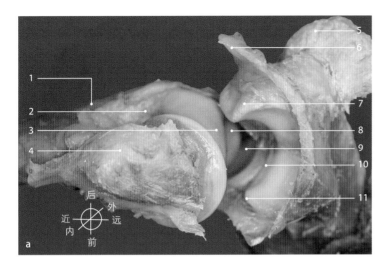

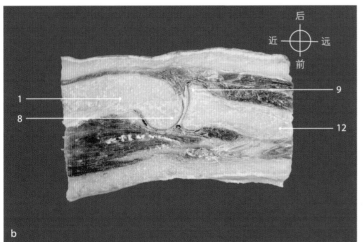

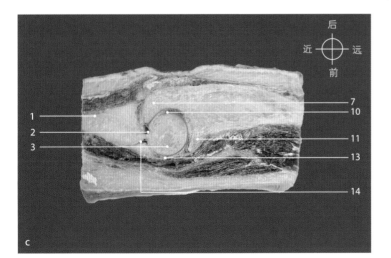

图 2.18

肘关节骨性结构与矢状切面，后者显示了肱桡关节及肱尺关节（右肘标本）

1. 肱骨远端

2. 鹰嘴窝

3. 肱骨滑车

4. 内上髁

5. 肱三头肌肌腱

6. 后方关节囊

7. 鹰嘴

8. 肱骨小头

9. 桡骨头

10. 滑车切迹

11. 冠突

12. 桡骨近端

13. 前方关节囊

14. 冠突窝

2.6.2 近端前外侧入路

近端前外侧入路位于肱骨外上髁近端 1~2 cm 处，紧贴肱骨前缘，经此入路可观察肱尺关节内侧、肱桡关节及外侧隐窝。肘关节镜手术最常见的并发症是尺神经损伤，而该入路位于关节近端，镜头或器械进入后沿肱骨前方骨面的纵轴移动，有助于降低发生尺神经损伤的风险（图 2.19~21）。

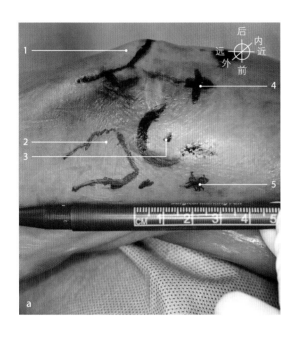

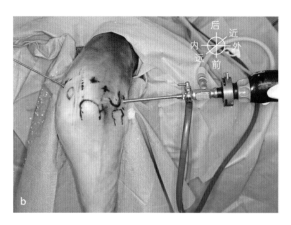

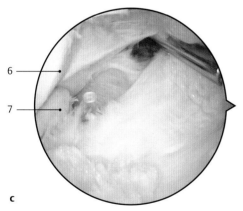

图 2.19

右肘外面观与上外面观，显示：（a）骨性解剖标志；（b）近端前外侧入路位置（右肘标本）；（c）经此入路的镜下所见

1. 鹰嘴
2. 桡骨头
3. 肱骨小头 / 外上髁
4. 后外侧入路
5. 近端前外侧入路
6. 肱骨滑车
7. 冠突

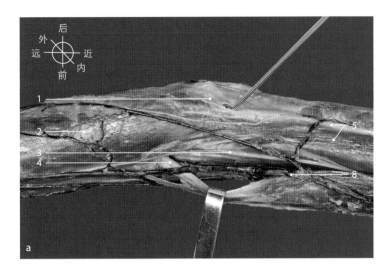

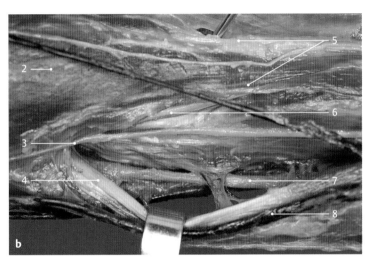

图 2.20

右肘标本，模拟手术时的侧卧位。（a）交换棒所指为近端前外侧入路位置；（b）关节镜手术可能损伤的肘关节前方结构

1. 外上髁

2. 肱桡肌

3. 肌皮神经/前臂外侧皮神经

4. 肱二头肌

5. 肱肌外侧肌间隔

6. 桡神经

7. 正中神经

8. 头静脉

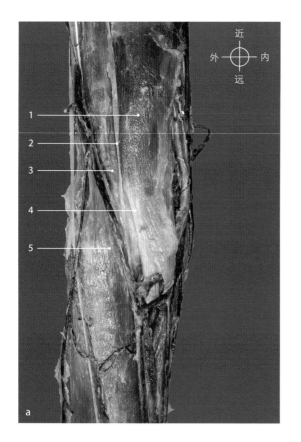

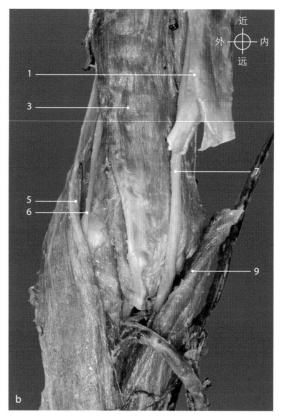

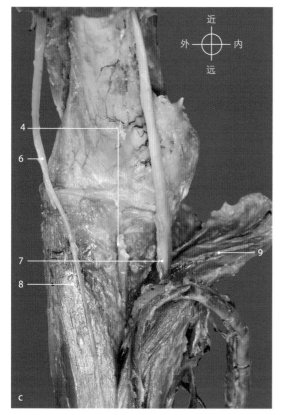

图 2.21

采用近端前外侧入路时可能损伤的肘关节前方结构(右肘标本)

1. 肱二头肌

2. 肌皮神经 / 前臂外侧皮神经

3. 肱肌

4. 肱二头肌肌腱

5. 肱桡肌

6. 桡神经

7. 正中神经

8. 旋后肌

9. 旋前圆肌

2.6.3　后正中入路

后正中入路位于鹰嘴尖近端 3 cm、肘关节中线上。经此入路能很好地观察后方间室、鹰嘴窝、内侧沟与外侧沟。前臂后皮神经与尺神经至此入路的距离相等，均为 25 mm（图 2.22~24）。

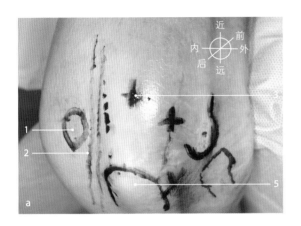

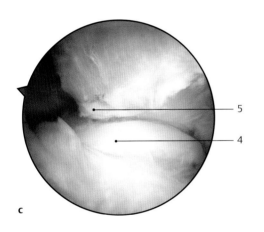

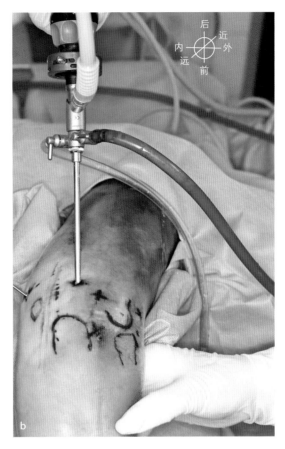

图 2.22

肘关节上面观及后面观，显示：（a）解剖标志；（b）后正中入路位置（右肘标本）；（c）经此入路的镜下所见

1. 内上髁
2. 尺神经
3. 后正中入路
4. 肱骨滑车
5. 鹰嘴尖

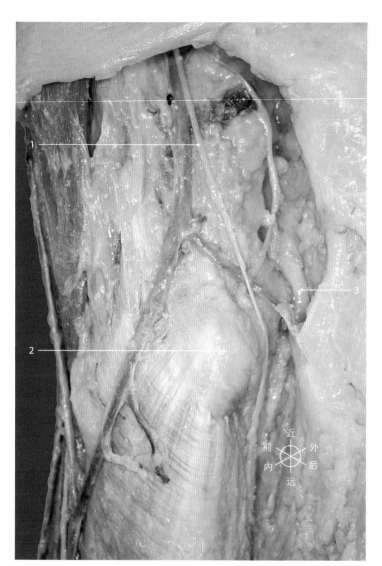

图 2.23

肘关节后内侧观，显示经后正中入路操作时可能损伤的神经（右肘标本）

1. 前臂内侧皮神经

2. 肱骨内上髁

3. 尺神经

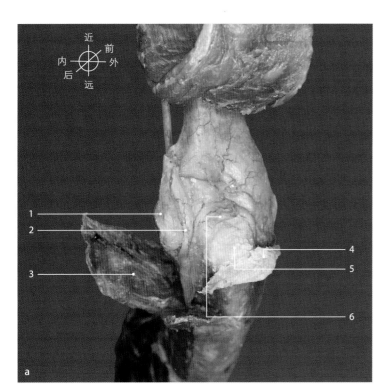

图 2.24

肘关节后上面观，显示尺神经与骨性结构的
位置关系（右肘标本）

1. 内上髁
2. 尺神经
3. 尺侧屈腕肌
4. 肱三头肌肌腱
5. 鹰嘴
6. 后方关节囊
7. 鹰嘴窝
8. 肱骨滑车

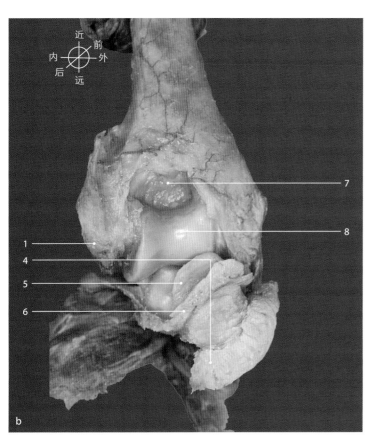

2.6.4 后外侧入路

后外侧入路位于鹰嘴尖近端 2 cm、肱三头肌肌腱外侧缘上，在肘关节后方进行手术操作时常作为器械入路。经此入路可检查鹰嘴尖、鹰嘴窝及肱骨滑车后部，但无法看到肱骨小头后部（图2.25）。

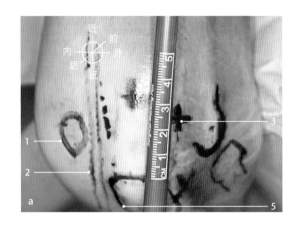

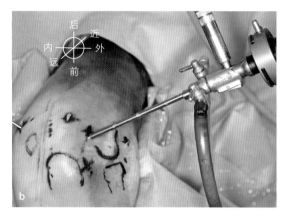

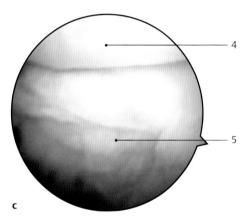

图 2.25

（a）肘关节后上面观，体表标志已被标记（右肘标本）；（b）关节镜位于后外侧入路（右肘标本）；（c）经此入路的镜下所见

1. 内上髁

2. 尺神经

3. 后外侧入路

4. 肱骨滑车

5. 鹰嘴

2.6.5 直接后外侧入路 / 软点入路

直接后外侧入路位于肘后三角的中心，常是术中建立的第一个入路，因为注入生理盐水扩张关节囊需要经此入路完成。通过直接后外侧入路可以检查肱骨小头下部与近端桡尺关节。臂外侧下皮神经距此入路约 7 mm，因而经直接后外侧入路的操作有损伤该神经的风险（图 2.26~29）。

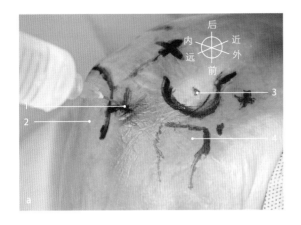

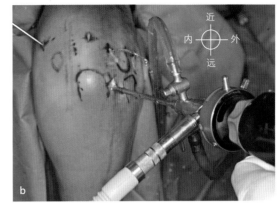

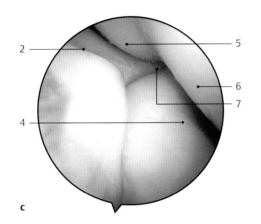

图 2.26

（a）肘关节后外侧观，显示解剖标志（右肘标本）；

（b）关节镜位于直接后外侧入路（右肘标本）；

（c）经此入路的镜下所见

1. 直接后外侧入路（针尖处）

2. 滑车切迹

3. 外上髁

4. 桡骨头

5. 肱骨滑车

6. 肱骨小头

7. 近端桡尺关节

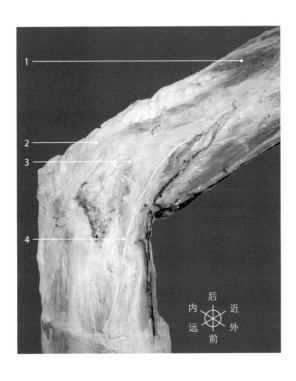

图 2.27

肘关节外侧观，显示前臂后皮神经（发自桡神经）。
标本摆放模拟手术时的侧卧位（右肘标本）

1. 肱三头肌

2. 鹰嘴

3. 外上髁

4. 臂外侧下皮神经

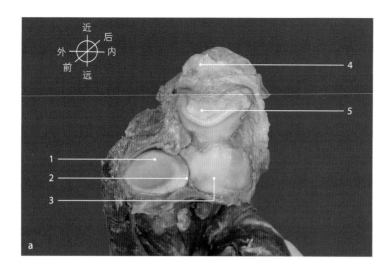

图 2.28

经直接后外侧入路可观察到的肘关节结构：肱骨小头下部及近端桡尺关节（右肘标本）

1. 桡骨头

2. 近端桡尺关节

3. 滑车切迹

4. 后方关节囊

5. 鹰嘴

6. 内上髁

7. 肱骨滑车

8. 肱骨小头

9. 外上髁

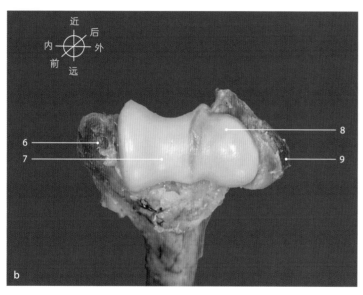

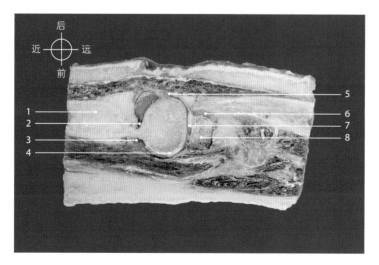

图 2.29

肘关节矢状切面（右肘标本）

1. 远端肱骨

2. 鹰嘴窝

3. 冠突窝

4. 肱骨滑车

5. 滑车切迹

6. 桡切迹

7. 冠突

8. 桡骨头

◪ 2.7　推荐手术流程

真正完整的肘关节镜手术应该包括彻底而系统的术前体检。对成年病人，通常使用标准的直径 4 mm、镜面倾斜 30° 的镜头，少年儿童则可改用直径 2.7 mm 的小镜头。病人取侧卧位，建议使用止血带，标记好体表标志，手术野以外的上肢区域用无菌敷料包裹。随后，屈伸肘关节并触诊尺神经，检查是否存在尺神经脱位。

经直接后外侧入路注入 20~30 mL 生理盐水扩张关节囊，同时使关节前方的血管神经结构与关节囊分离。要避免使关节处于过伸位，以防关节囊发生撕裂。前方间室、后方间室及外侧隐窝内的操作技术如下所述。

◪ 2.8　前方间室内的肘关节镜操作

下列肘关节前方间室内病变可用关节镜进行诊治：滑膜炎、（肱骨小头、肱骨滑车、桡骨头及冠突的）软骨病变、骨赘、肱骨外上髁炎与滑膜皱襞。肘关节镜手术也可用于摘除关节内游离体和松解关节囊。

经近端前内侧入路送入镜头后，首先对肱桡关节进行全面检查。前臂做旋前旋后动作时，镜下可通过旋转的桡骨头辨认肱桡关节位置。

将镜面转至如图 2.30 所示的方位后，可由近到远检查外侧关节囊及其附着点（图 2.31）。

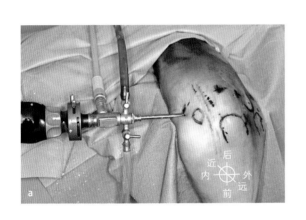

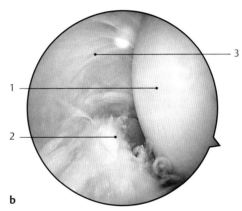

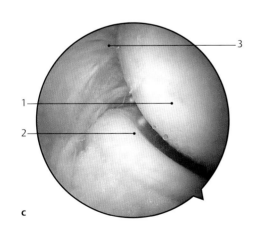

图 2.30
（a）关节镜经近端前内侧入路进入肘关节，旋转镜头即可检查前方间室的大部分外侧区域（右肘标本）；（b，c）此方位的镜下所见
1. 肱骨小头前部
2. 桡骨头
3. 前外侧及远端关节囊

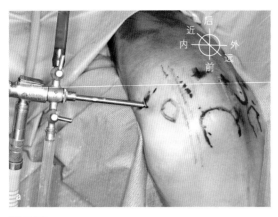
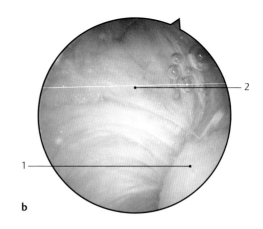

图 2.31

（a）关节镜经近端前内侧入路进入肘关节，检查前方间室的内侧及近端区域（右肘标本）；（b）此方位的镜下所见

1. 肱骨小头　　　2. 关节囊

随后，仍然保持镜面朝远端，慢慢地将镜头拉出一些，便可看到肱尺关节并对其进行检查（图2.32）。

再将镜头稍做旋转，检查冠突窝（图2.33）。

继续旋转而不移动镜头位置，即可检查关节囊的最内侧部分及其近端、远端附着点（位于冠突窝内）（图2.34）。

随后，在关节镜监视下，建立近端前外侧入路。该入路可用于观察，也可作为器械入路（图2.35）。

完成入路建立后，将镜头转换到近端前外侧入路，这一步建议借助交换棒进行（图2.36）。

通过近端前外侧入路，可以更充分地检查肱尺关节囊的最内侧部分，同时可经近端前内侧入路送入器械进行操作（图2.37）。

完成以上步骤后，即可开始后续针对性操作。

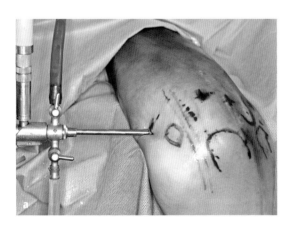
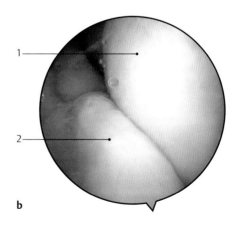

图 2.32

（a）关节镜经近端前内侧入路进入肘关节，检查冠突及肱骨滑车（右肘标本）；（b）此方位的镜下所见

1. 肱骨滑车　　　2. 冠突

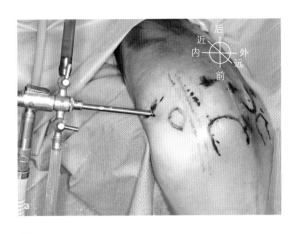
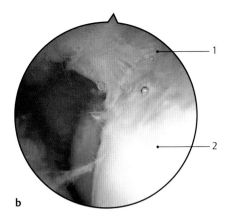

图 2.33

（a）关节镜经近端前内侧入路进入肘关节，检查冠突及肱骨滑车（右肘标本）；（b）此方位的
镜下所见

1. 肱骨滑车　　　2. 冠突

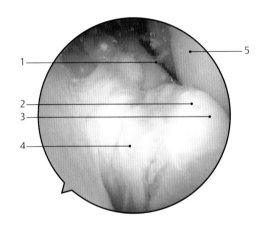

图 2.34

关节镜经近端前内侧入路进入肘关节，可见关节囊近端
及远端在冠突上的附着点（右肘）

1. 桡骨头

2. 冠突

3. 近端关节囊

4. 远端关节囊

5. 肱骨滑车

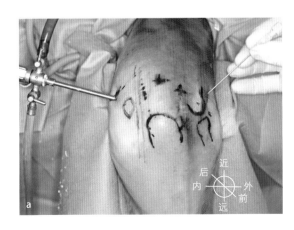
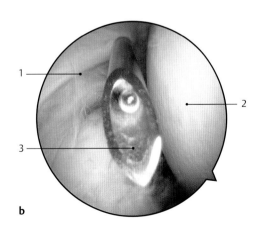

图 2.35

（a）关节镜位于近端前内侧入路，镜面朝肱骨小头及近端关节囊外侧；腰穿针所指为在关节镜监视
下建立近端前外侧入路的正确位置（右肘标本）。（b）此方位的镜下所见

1. 近端关节囊外侧　　　　　　2. 肱骨小头　　　　　　3. 腰穿针

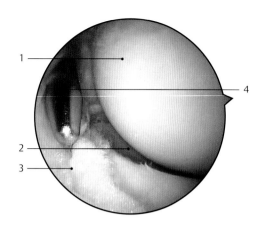

图 2.36

（a）近端前内侧入路的镜下所见（右肘）；（b）交换棒经近端前内侧入路进入，引导套管进入

1. 肱骨小头

2. 桡骨头

3. 关节囊

4. 交换棒

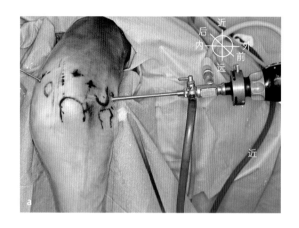

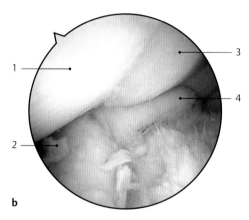

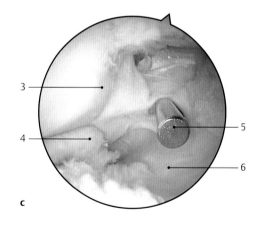

图 2.37

（a）关节镜经近端前外侧入路进入关节，检查前方间室的最内侧部分，图示正确的镜头位置及镜面朝向；近端前内侧入路留置交换棒，便于有需要时再次使用该入路（右肘标本）。（b）此方位的镜下所见

1. 肱骨小头　　　2. 桡骨头　　　3. 肱骨滑车

4. 冠突　　　5. 近端前内侧入路内的交换棒

6. 内侧关节囊

2.9 后方间室内的肘关节镜操作

下列肘关节后方间室内病变可用关节镜进行诊治：滑膜炎、滑膜病变、肱骨小头的软骨病变、骨赘及关节后内侧或后外侧撞击症。肘关节镜手术也可用于摘除关节内游离体及松解关节囊。

首先建立后正中入路，再朝鹰嘴窝方向送入镜头，镜头抵到骨质说明入镜方向正确。最好在近端前内侧入路内留置一根交换棒或套管芯，因

为后续操作中可能还会用到该入路；同时，如果手术时间较长，可将该入路作为出水口，避免关节囊过度扩张（图2.38）。

随后，移动镜头找到鹰嘴，屈伸肘关节，检查鹰嘴窝（图2.39）。

再使镜头回到起始位置，旋转镜头，检查后内侧沟及后外侧沟，此时适度伸展肘关节有利于操作顺利进行（图2.40）。

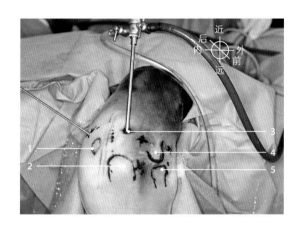

图 2.38
镜头经后正中入路进入关节，镜面朝鹰嘴（右肘标本）
1. 内上髁
2. 鹰嘴
3. 后正中入路
4. 外上髁
5. 桡骨头

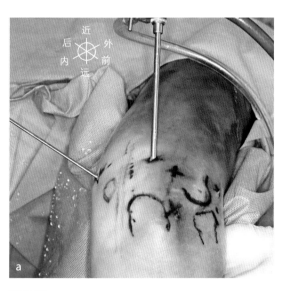
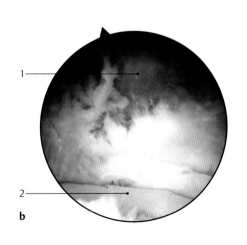

图 2.39
（a）关节镜经后正中入路进入关节，检查鹰嘴及鹰嘴窝，图示正确的镜面朝向；近端前内侧入路留置交换棒，便于有需要时再次使用该入路（右肘标本）。（b）此方位的镜下所见
1. 鹰嘴窝　　　2. 鹰嘴尖

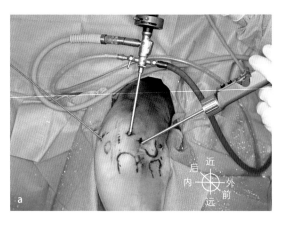
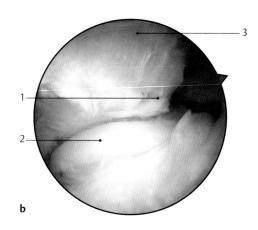

图 2.40

（a）关节镜经后正中入路进入关节，旋转镜头以检查后方的内侧沟及外侧沟（右肘标本）；（b）此方位的镜下所见

1. 鹰嘴
2. 肱骨滑车
3. 后方关节囊

2.10 外侧隐窝内的肘关节镜操作

后外侧直接入路的建立须用腰穿针在关节镜监视下完成，此时镜头可经后正中或后外侧入路送入（图 2.41）。

经后外侧直接入路可以检查肱尺关节的关节软骨、肱骨小头下部及近端桡尺关节（图 2.42）。完成以上步骤后，即可按计划开始后续操作。

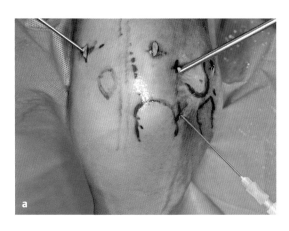
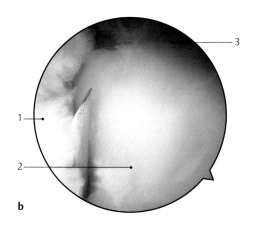

图 2.41

（a）镜头经后外侧入路进入关节，镜面朝鹰嘴后外侧缘，确保腰穿针正确地从后外侧直接入路（软点）进入，由关节远端移向近端（右肘）；（b）此方位的镜下所见

1. 鹰嘴后外侧部
2. 肱骨滑车
3. 鹰嘴窝

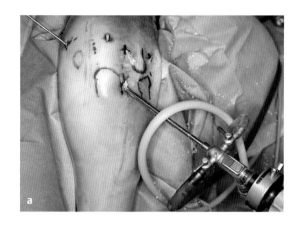

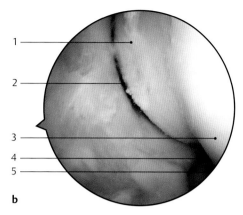

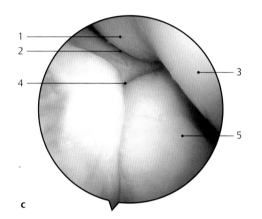

图 2.42

（a）镜头经后外侧直接入路进入关节，检查肱尺关节后部、肱骨小头下部及近端桡尺关节（右肘标本）；（b）此方位的镜下所见

1. 肱骨滑车

2. 尺骨近端的滑车切迹

3. 肱骨小头

4. 尺骨近端的桡切迹

5. 桡骨头

3　腕

Cristian Blanco Moreno, Gonzalo Espinoza Lavín, Juan Eduardo Santorcuato Fuentes, Eduardo Leopold González,
Carlos Espech López

3.1　引言

腕关节镜可使手术医生在尽可能不损伤相邻组织的前提下对腕关节（包括桡腕关节和腕中关节）的内在解剖结构进行检查；与传统开放手术相比，其对腕关节相关疾病诊断更为精确，手术创伤更小。腕关节镜操作复杂，亦可能发生相应的并发症。为了避免术后出现并发症，术者应对腕关节的解剖有充分了解。本章主要涉及与桡腕关节、腕中关节相关的各种关节镜背侧入路和相应的解剖知识。

3.2　病人体位

腕关节镜手术可在局部或全身麻醉下进行。手术医生可根据病种选择性使用止血带。病人仰卧于手术台，肘关节屈曲 90°，术侧手掌以牵引架悬吊，示指和 / 或中指用无菌指夹包被。为小幅度牵引关节，牵引重量可控制在 2~3 kg（图 3.1）。

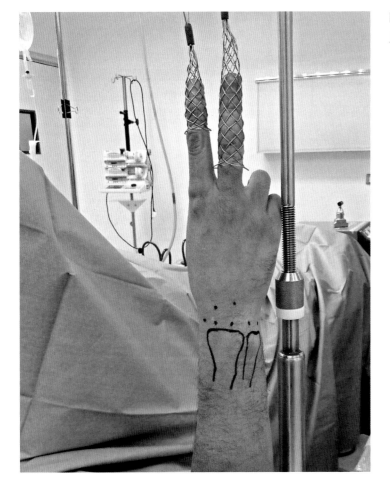

图 3.1
用于稳定前臂、扩大腕关节间隙的牵引架

◣ 3.3　腕关节镜检查的基本技术

3.3.1　桡腕关节

桡腕关节镜检查的首个入路为入路 3-4。之后在关节镜监视下建立入路 4-5。入路 4-5 主要用于桡腕关节的触诊。建立该入路后术者可更换镜头所在入路，以便更好地观察、触叩桡腕关节。入路 6R 和 6U 多用于关节盘（三角纤维软骨）的镜检、器械操作和修补。入路 1-2 使用不如前几者频繁，主要用于手舟骨的桡侧和最远端的观察。

3.3.2　腕中关节

腕中关节的关节镜检查的首个入路为桡侧腕中入路（桡腕入路 3-4 的远端），之后在关节镜监视下建立尺侧腕中入路(桡腕入路 4-5 的远端)。建立该入路后术者可更换镜头所在入路，以便更好地观察、触叩腕中关节，以确定其与桡腕关节的关系。腕中关节的关节镜检查常用于腕骨不稳的病人。

3.3.3　背侧腕关节的解剖

对腕关节解剖的详尽了解是建立合适关节镜入路的关键。行腕关节镜手术时，神经、血管及腱性结构均有损伤的风险。腕关节中的浅表解剖标志、肌腱和骨关节结构如图 3.2~6 所示。

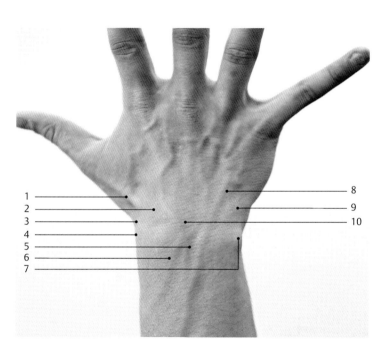

图 3.2

右腕背侧观

1. 拇长伸肌

2. 桡侧腕长、短伸肌

3. 拇短伸肌和拇长展肌

4. 桡动脉

5. 桡骨背侧结节（Lister 结节）

6. 桡骨远端

7. 尺骨远端

8. 小指伸肌

9. 腕尺伸肌

10. 指伸肌和示指伸肌

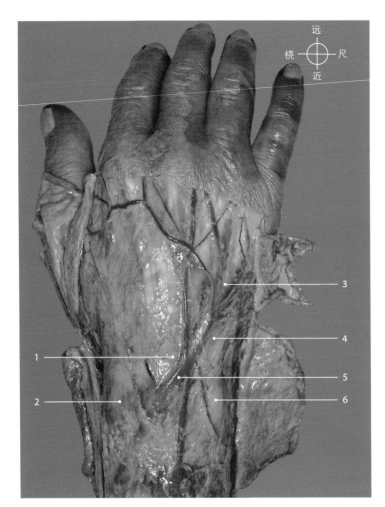

图 3.3

右腕解剖，示背侧静脉网

1. 指伸肌

2. 桡骨远端

3. 小指伸肌

4. 尺侧腕伸肌

5. 头静脉

6. 尺骨远端

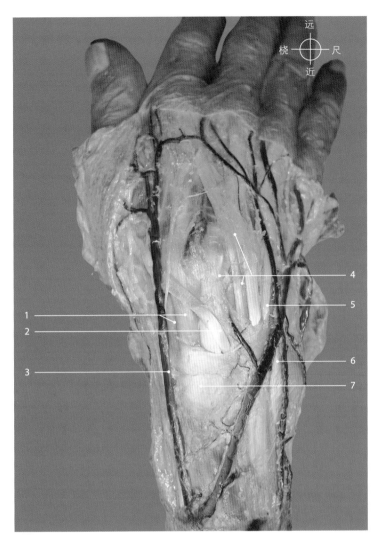

图 3.4

右腕，示背侧肌腱层结构

1. 桡侧腕长、短伸肌

2. 拇长伸肌

3. 头静脉

4. 指伸肌和示指伸肌

5. 小指伸肌

6. 尺侧腕伸肌

7. 桡侧腕伸肌

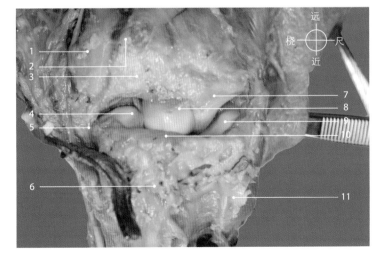

图 3.5

右腕，背侧关节囊切开，示远排腕骨与腕中关节

1. 第二掌骨

2. 第三掌骨

3. 小多角骨

4. 手舟骨

5. 舟大小多角韧带

6. 桡骨远端

7. 钩骨

8. 头状骨

9. 三角骨

10. 背侧腕骨间韧带

11. 尺骨远端

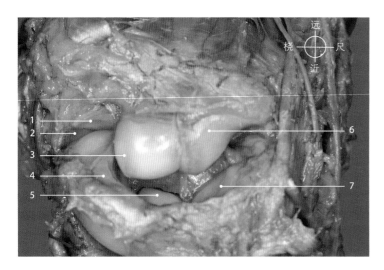

图 3.6

右腕背侧观，桡腕关节、腕中关节关节囊已切开，示近排与远排腕骨

1. 小多角骨

2. 大多角骨

3. 头状骨

4. 手舟骨

5. 月骨

6. 钩骨

7. 三角骨

3.4 腕关节镜手术适应证

腕关节镜手术适应证包括：

· 慢性疼痛的诊断性关节镜检查

· 关节盘（三角纤维软骨）损伤（伴周围损伤的止点重建、中央部清理、缝合）

· 舟月韧带损伤

· 软骨损伤

· 滑膜炎

· 腱鞘囊肿

· 游离体

· 辅助桡骨远端和手舟骨骨折的复位与固定

3.5 腕关节镜的背侧入路

腕关节背侧入路与背侧伸肌肌腱间室密切相关。基于这一解剖学前提，作者将从外部解剖标志、与特定入路相关的有损伤风险的解剖结构及关节内解剖三个方面逐一分析各条背侧入路（图 3.7~11）。

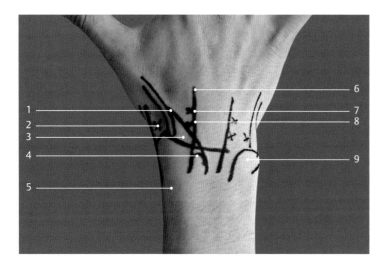

图 3.7

右腕，示背侧桡侧关节镜入路和主要解剖标志

1. 拇长伸肌

2. 入路 1-2

3. 桡侧腕长、短伸肌

4. 桡骨背侧结节（Lister 结节）

5. 桡骨远端

6. 指伸肌和示指伸肌

7. 桡侧腕中入路

8. 入路 3-4

9. 尺骨远端

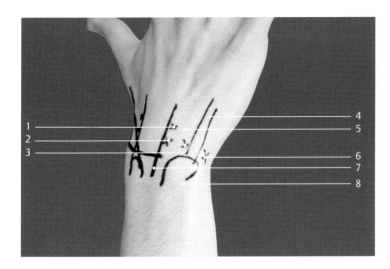

图 3.8

右腕背侧尺侧观，示尺侧入路与相应解剖标志

1. 尺侧腕中入路

2. 入路 4-5

3. 入路 6R

4. 尺侧腕伸肌

5. 小指伸肌

6. 入路 6U

7. 指伸肌

8. 尺骨远端

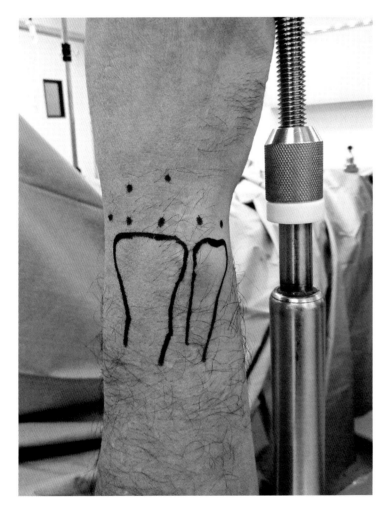

图 3.9

已摆好体位准备手术的右腕，示各背侧入路的位置

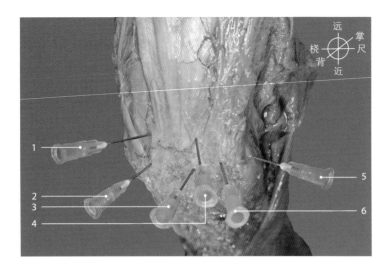

图 3.10

右腕背侧观，示各背侧入路位置（除入路 1-2）

1. 桡侧腕中入路

2. 入路 3-4

3. 入路 4-5

4. 尺侧腕中入路

5. 入路 6U

6. 入路 6R

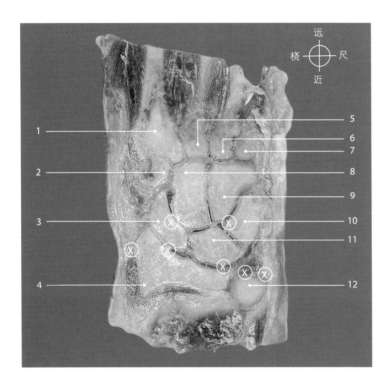

图 3.11

右腕冠状切面，示腕关节的骨与关节解剖结构

1. 第二掌骨

2. 小多角骨

3. 手舟骨

4. 桡骨远端

5. 第三掌骨

6. 第四掌骨

7. 第五掌骨

8. 头状骨

9. 钩骨

10. 三角骨

11. 月骨

12. 尺骨远端

⊗：入路

3.5.1 入路 1-2

入路 1-2 位于伸肌间室 1（拇长展肌与拇短伸肌）与 2（桡侧腕长、短伸肌）之间。外部解剖标志如图 3.12、图 3.13 所示。

存在损伤风险的解剖结构

建立入路 1-2 时存在损伤风险的解剖结构也是其相应的定位结构：桡神经浅支及桡动脉。图 3.14~17 描述了本入路相关的解剖。图 3.18 和图 3.19 展示了经入路 1-2 在不同视角下的桡腕关节。

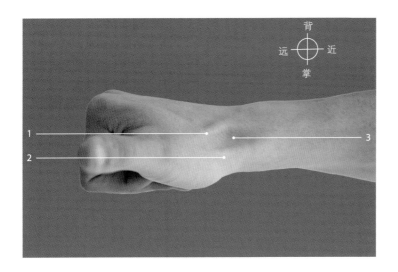

图 3.12

右腕桡侧观，示伸肌间室 1 和 2 及拇长伸肌

1. 拇长伸肌

2. 拇长展肌和拇短伸肌

3. 桡侧腕长、短伸肌

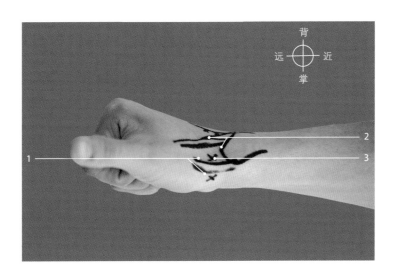

图 3.13

右腕，示入路 1-2 的浅表解剖标志

1. 拇长展肌和拇短伸肌

2. 桡侧腕长、短伸肌

3. 入路 1-2

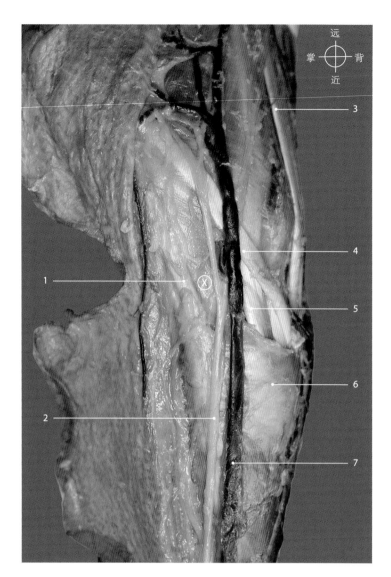

远
掌　　背
近

图 3.14

右腕桡侧观，示入路 1-2 的相关解剖结构

1. 拇长展肌和拇短伸肌

2. 桡神经浅支

3. 指伸肌 / 示指伸肌

4. 拇长伸肌

5. 桡侧腕长、短伸肌

6. 伸肌支持带

7. 头静脉

⊗：入路 1-2

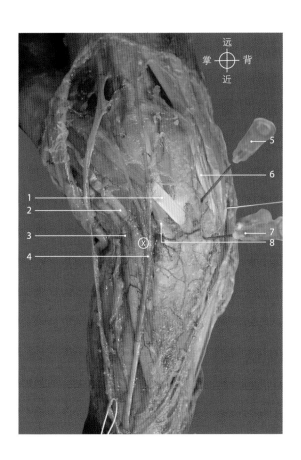

图 3.15

右腕桡侧观，示入路 1-2 与其他入路的空间位置关系（入路 3-4 和桡侧腕中入路）

1. 拇长伸肌

2. 拇短伸肌

3. 拇长展肌

4. 桡神经浅支

5. 桡侧腕中入路

6. 指伸肌

7. 入路 3-4

8. 桡侧腕长、短伸肌

⊗：入路 1-2

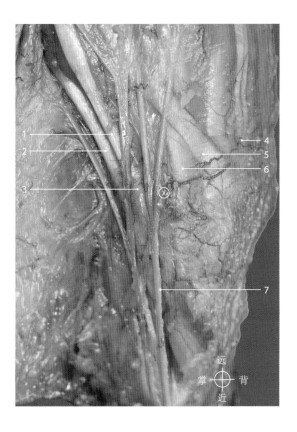

图 3.16

右腕桡侧观，示入路 1-2 的位置与桡侧相关解剖结构

1. 拇短伸肌

2. 拇长展肌

3. 桡动脉

4. 指伸肌

5. 拇长伸肌

6. 桡侧腕长、短伸肌

7. 桡神经浅支

⊗：入路 1-2

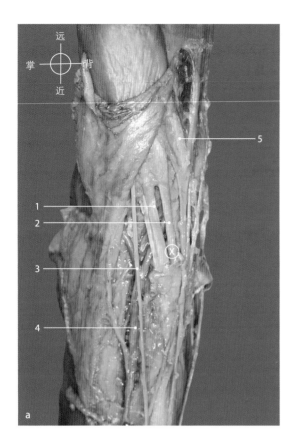

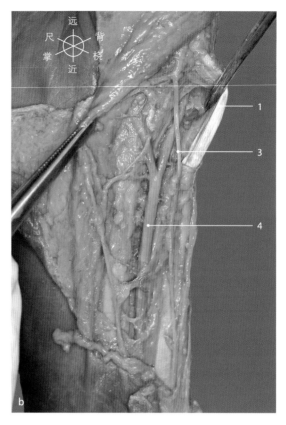

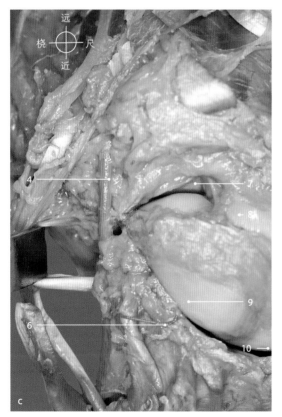

图 3.17

与入路 1–2 相关的桡动脉解剖：桡侧观，掌侧观，桡动脉终支与第 1、2 排腕骨之间的关系

1. 拇长展肌和拇短伸肌

2. 桡侧腕长、短伸肌

3. 桡神经浅支

4. 桡动脉

5. 拇长伸肌

6. 桡骨远端

7. 小多角骨

8. 头状骨

9. 手舟骨

10. 月骨

⊗：入路 1–2

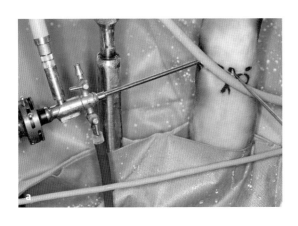 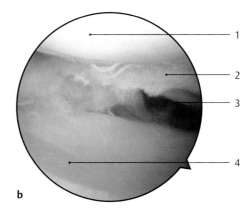

图 3.18

（a）右腕关节镜，镜头经入路 1-2 观察尺侧；（b）关节镜下所见

1. 手舟骨

2. 舟月韧带

3. 月骨

4. 桡骨远端

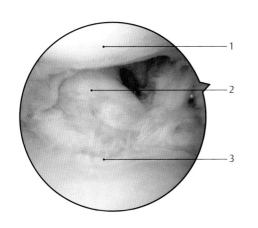

图 3.19

右腕关节镜，镜头经入路 1-2 观察背侧与尺侧

1. 月骨

2. 掌侧桡月长韧带

3. 桡骨远端

3.5.2 入路 3-4

入路 3-4 位于伸肌间室 3（拇长伸肌）和 4（指伸肌 - 示指伸肌）之间，桡骨背侧结节（Lister 结节）以远。因通过该入路可进入舟月间隙，所以入路 3-4 是对桡腕关节行关节镜手术时的主要入路。外部解剖标志如图 3.20 所示。

存在损伤风险的解剖结构

建立入路 3-4 时存在损伤风险的解剖结构也是其相应的定位肌腱。图 3.21~23 描述了入路 3-4 相关的解剖。

经入路 3-4 对桡腕关节进行镜检，图 3.24 和图 3.25 展示了采用本入路看到的桡腕关节关节面的解剖结构。

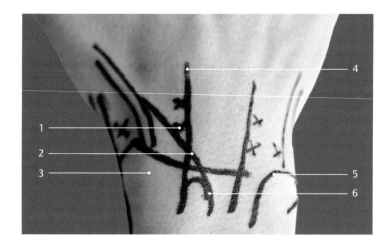

图 3.20

右腕背侧观，示外部解剖标志

1. 入路 3-4

2. 拇长伸肌

3. 桡骨远端

4. 指伸肌

5. 尺骨远端

6. 桡骨背侧结节（Lister 结节）

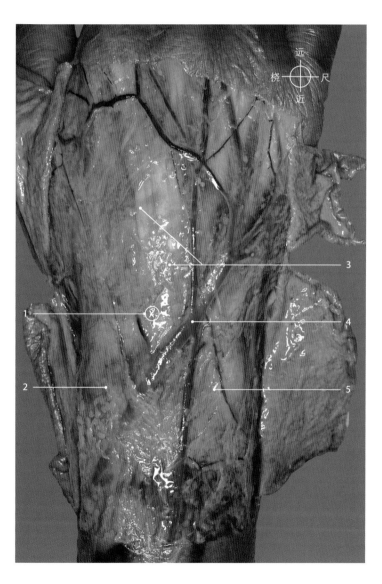

图 3.21

右腕背侧观，示皮下结构

1. ⊗入路 3-4

2. 桡骨远端

3. 指伸肌 / 示指伸肌

4. 背侧静脉网

5. 尺骨远端

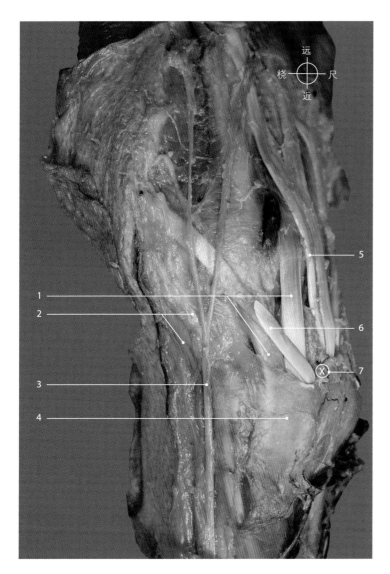

图 3.22

右腕背侧观，示入路 3-4 相关的肌腱结构

1. 桡侧腕长、短伸肌

2. 拇长展肌和拇短伸肌

3. 桡神经浅支

4. 伸肌支持带

5. 指伸肌 / 示指伸肌

6. 拇长伸肌

7. ⊗入路 3-4

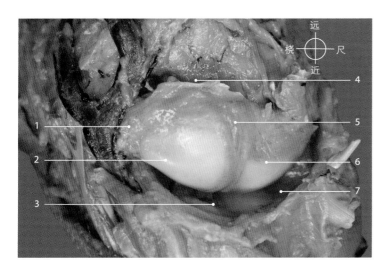

图 3.23

右腕桡侧背侧观，示已切开的桡腕关节和经入路 3-4 可检查的关节结构

1. 舟大小多角韧带

2. 手舟骨

3. 桡骨远端

4. 腕中关节

5. 舟月韧带

6. 月骨

7. 尺骨远端

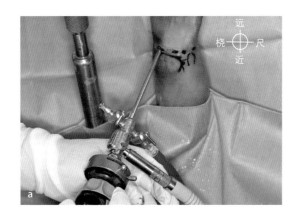
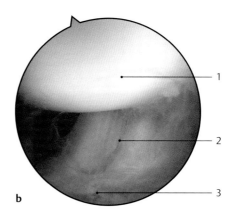

图 3.24

（a）右腕关节镜，镜头经入路 3-4 观察桡侧；（b）关节镜下所见

1. 手舟骨

2. 掌侧桡月长韧带

3. 桡骨远端

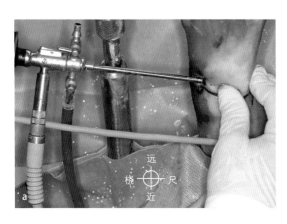
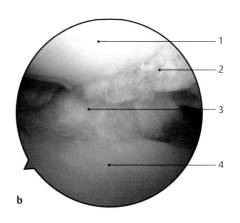

图 3.25

（a）右腕关节镜，镜头经入路 3-4 观察掌侧；（b）关节镜下所见

1. 手舟骨

2. 舟月韧带

3. 掌侧桡月长韧带

4. 桡骨远端

3.5.3 入路 4-5

入路 4-5 位于伸肌间室 4（指伸肌，示指伸肌）和 5（小指伸肌）之间，与第四掌骨长轴在同一直线上，通过该入路可进入三角纤维软骨中部。入路 4-5 是对桡腕关节近桡侧区进行观察及器械操作时的主要辅助入路。该入路的外部解剖标志如图 3.26 所示。

存在损伤风险的解剖结构

建立入路 4-5 时存在损伤风险的解剖结构也是其相应的定位肌腱。图 3.27~29 描述了入路 4-5 相关的解剖。图 3.30~36 展示了经入路 4-5 从不同角度观察到的桡腕关节。

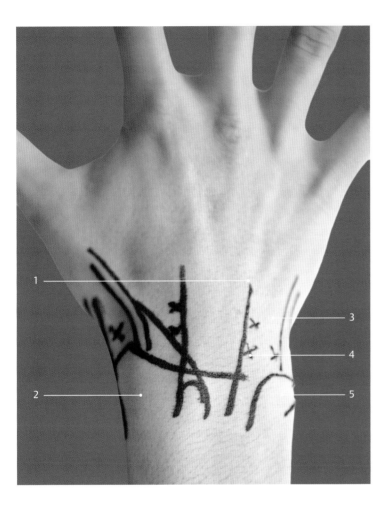

图 3.26
右腕背侧观，示体表解剖标志
1. 指伸肌
2. 桡骨远端
3. 小指伸肌
4. 入路 4-5
5. 尺骨远端

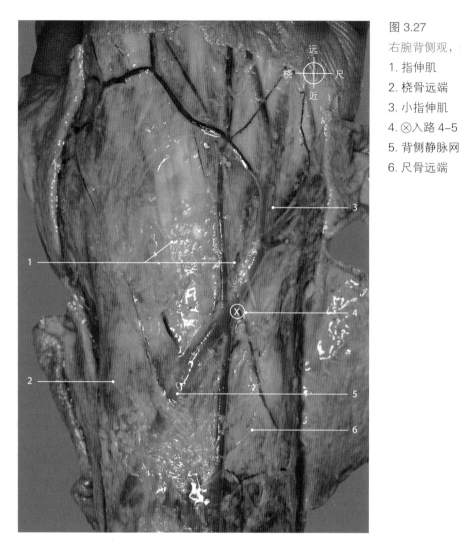

图 3.27

右腕背侧观，示入路 4-5 位置与相关皮下结构

1. 指伸肌

2. 桡骨远端

3. 小指伸肌

4. ⊗入路 4-5

5. 背侧静脉网

6. 尺骨远端

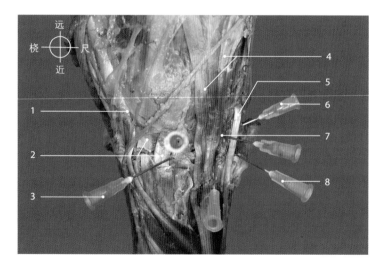

图 3.28

右腕背侧观，示背侧肌腱（指伸肌与小指伸肌）。
已用皮下针头标出各背侧入路，注意入路 4-5
的位置

1. 拇长伸肌（已去除）

2. 桡侧腕长、短伸肌

3. 入路 3-4

4. 指伸肌

5. 小指伸肌

6. 入路 6U

7. 入路 4-5

8. 入路 6R

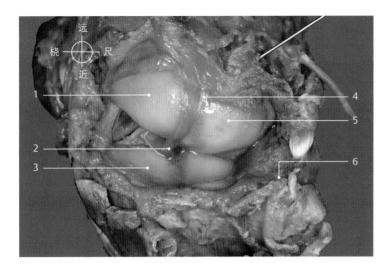

图 3.29

右腕背侧观，桡腕关节已切开，示经入路 4-5
可探查的关节结构

1. 手舟骨

2. 掌侧桡月长韧带

3. 桡骨远端

4. 舟月韧带

5. 月骨

6. 尺骨远端

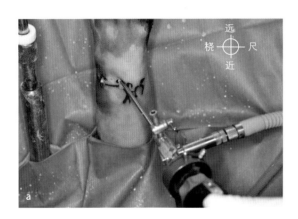 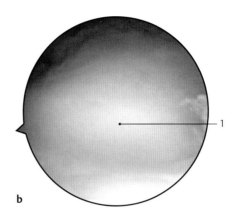

图 3.30

（a）右腕关节镜，镜头经入路 4-5 观察桡侧；（b）关节镜下所见

1. 桡骨远端

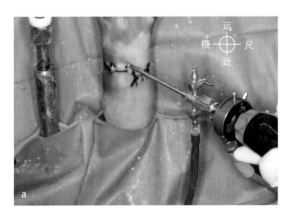 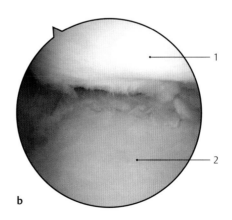

图 3.31

（a）右腕关节镜，镜头经入路 4-5 观察远端结构；（b）关节镜下所见

1. 手舟骨 2. 桡骨远端

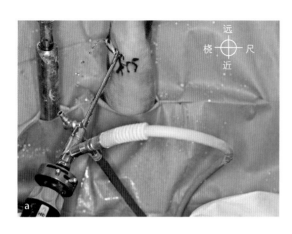
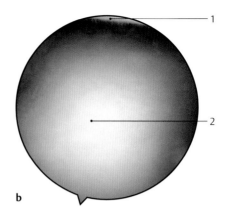

图 3.32

（a）右腕关节镜，镜头经入路 4-5 观察近端和桡侧结构；

（b）关节镜下所见

1. 手舟骨

2. 桡骨远端

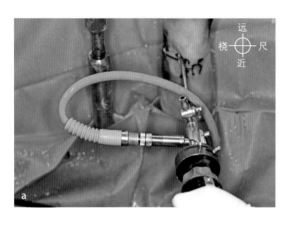
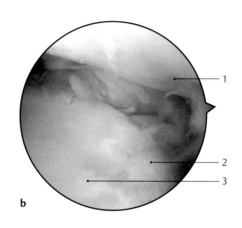

图 3.33

（a）右腕关节镜，镜头经入路 4-5 观察尺侧；（b）关节镜下所见

1. 月骨

2. 关节盘（三角纤维软骨）

3. 桡骨远端

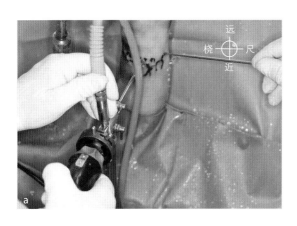 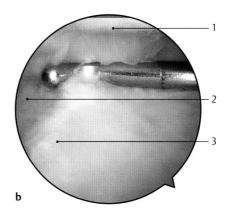

图 3.34

（a）右腕关节镜，镜头经入路 4-5 观察近端和尺侧结构；（b）关节镜下所见

1. 月骨

2. 桡骨远端

3. 关节盘（三角纤维软骨）

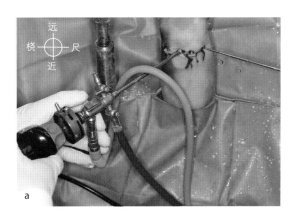 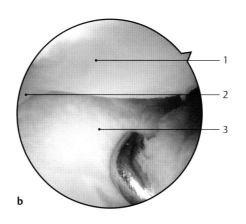

图 3.35

（a）右腕关节镜，镜头经入路 4-5 观察远端和尺侧结构；（b）关节镜下所见

1. 月骨

2. 桡骨远端

3. 关节盘（三角纤维软骨）

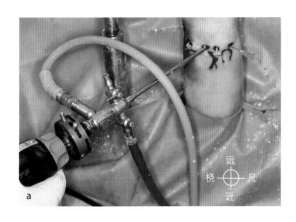
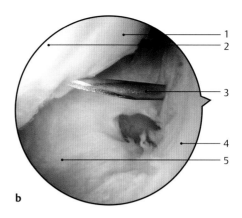

图 3.36

右腕关节镜，镜头经入路 4–5 观察尺侧，可见入路 6U 的正确位置（针头处）

1. 三角骨

2. 月骨

3. 入路 6U

4. 关节盘（三角纤维软骨，尺侧部分）

5. 关节盘（三角纤维软骨，桡侧部分）

3.5.4 入路 6R

入路 6R 位于伸肌间室 5（小指伸肌）和 6（尺侧腕伸肌）之间，一般位于尺侧腕伸肌肌腱的桡侧。本入路多用于桡腕关节尺侧部分［关节盘（三角纤维软骨），月三角韧带］的检查和相关器械操作。该入路的外部解剖标志如图 3.37 所示。

存在损伤风险的解剖结构

建立入路 6R 时存在损伤风险的解剖结构也是其相应的定位肌腱。图 3.38~40 描述了入路 6R 相关的解剖。

图 3.41~44 展示了经入路 6R 从不同角度观察到的桡腕关节。

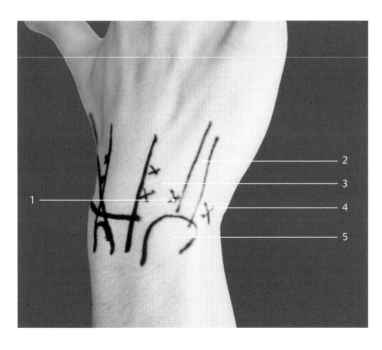

图 3.37

右腕桡侧观，示体表解剖标志

1. 入路 6R

2. 尺侧腕伸肌

3. 小指伸肌

4. 入路 6U

5. 尺骨远端

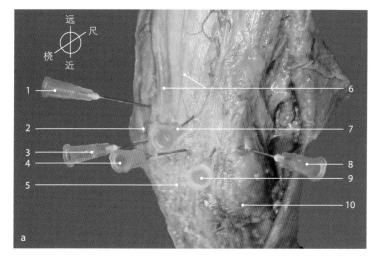

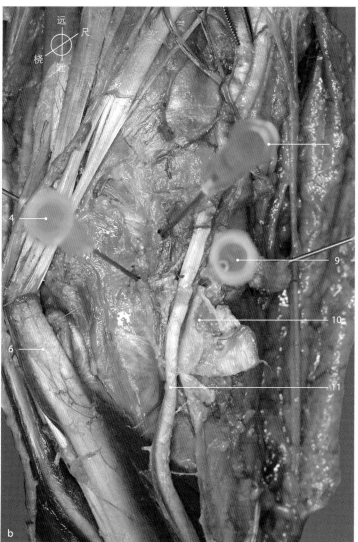

图 3.38

右腕背侧尺侧观，示入路 6R 位置及相关解剖结构

1. 桡侧腕中入路
2. 拇长伸肌
3. 入路 3–4
4. 入路 4–5
5. 桡骨远端
6. 指伸肌
7. 尺侧腕中入路
8. 入路 6U
9. 入路 6R
10. 尺骨远端
11. 小指伸肌

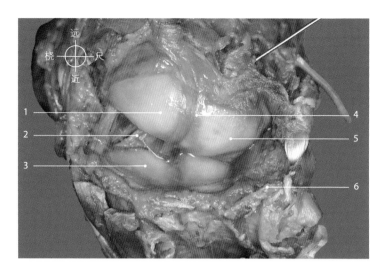

图 3.39

右腕，桡腕关节已切开，示经入路 6R 可探查的关节结构

1. 手舟骨	2. 掌侧桡月长韧带	3. 桡骨远端
4. 舟月韧带	5. 月骨	6. 尺骨远端

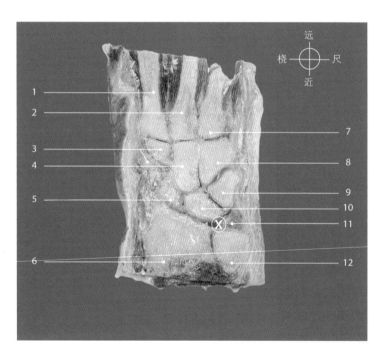

图 3.40

冠状切面示双排腕骨

1. 第二掌骨	2. 第三掌骨	3. 大多角骨 / 小多角骨	4. 头状骨
5. 手舟骨	6. 桡骨远端	7. 第四掌骨	8. 钩骨
9. 三角骨	10. 月骨	11. 关节盘（三角纤维软骨）	12. 尺骨远端

⊗: 入路 6R

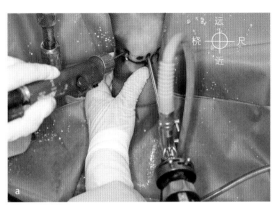
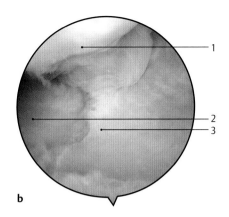

图 3.41

（a）右腕关节镜，镜头经入路 6R 观察近端结构；（b）关节镜下所见

1. 三角骨

2. 桡骨远端

3. 关节盘（三角纤维软骨，桡侧部分）

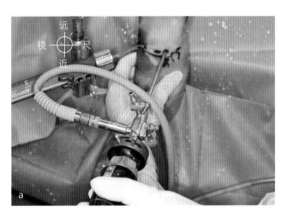
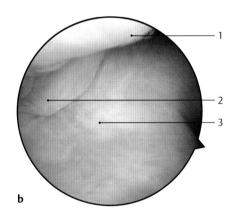

图 3.42

（a）右腕关节镜，镜头经入路 6R 观察尺侧；（b）关节镜下所见

1. 三角骨

2. 尺骨远端

3. 关节盘（三角纤维软骨，尺侧部分）

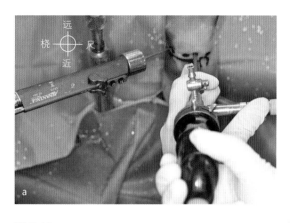
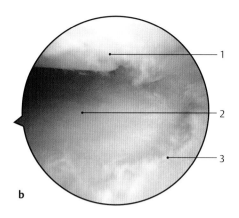

图 3.43

（a）右腕关节镜，镜头经入路 6R 观察桡侧；（b）关节镜下所见

1. 月骨　　　　　　2. 桡骨远端　　　　　3. 关节盘（三角纤维软骨，桡侧部分）

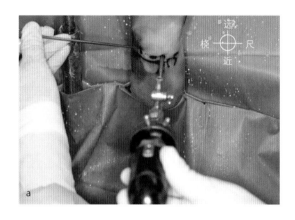
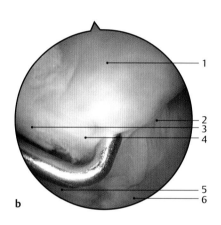

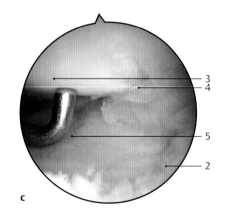
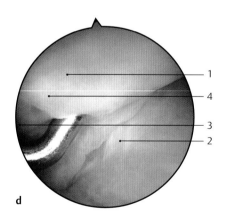

图 3.44

（a）右腕关节镜，镜头经入路 6R 观察远端结构；（b~d）关节镜下所见

1. 三角骨　　　　　　2. 关节盘（三角纤维软骨）　　　　　3. 月骨

4. 月三角韧带　　　　5. 桡骨远端　　　　　6. 尺骨远端

3.5.5 入路 6U

入路 6U 位于尺侧腕伸肌的尺侧，具体位置为尺侧腕伸肌肌腱和尺骨茎突之间。本入路多作为处理关节盘（三角纤维软骨）损伤时的器械操作入路。该入路的外部解剖标志如图 3.45 所示。

存在损伤风险的解剖结构

建立入路 6U 时存在损伤风险的解剖结构是其相应的定位肌腱及尺神经背侧分支。图 3.46~49 描述了入路 6U 相关的解剖。入路 6U 也可用于进入桡腕关节，不过它主要还是一个器械操作入路（图 3.50~51）。

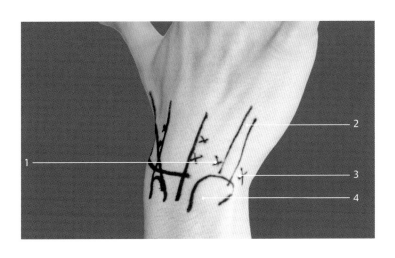

图 3.45
右腕背侧观，示体表解剖标志
1. 入路 6R
2. 尺侧腕伸肌
3. 入路 6U
4. 尺骨远端

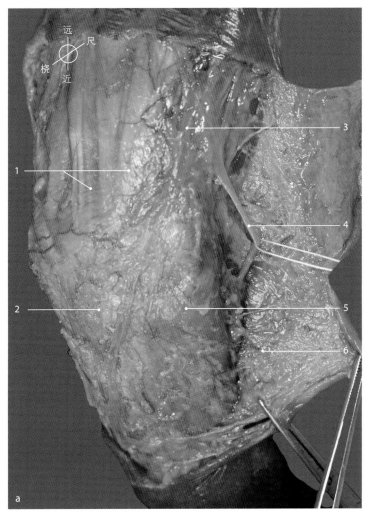

图 3.46
右腕背侧尺侧观，示尺神经背侧分支
1. 指伸肌
2. 桡骨远端
3. 小指伸肌
4. 尺神经背侧分支
5. 尺骨远端
6. 皮肤

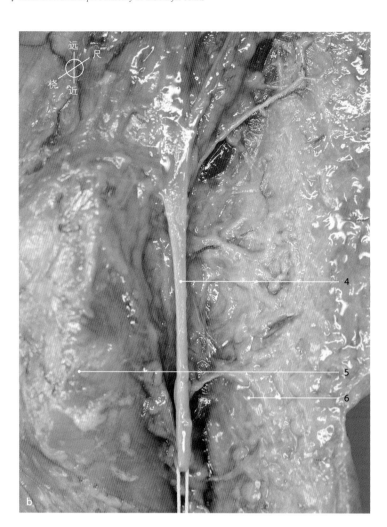

图 3.46（续）

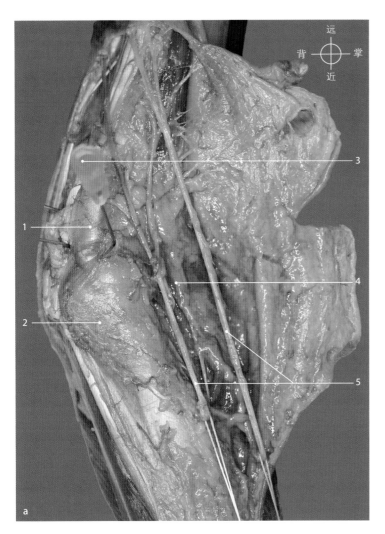

图 3.47

右腕尺侧观，示入路 6U 位置及其与尺神经背侧分支的关系

1. 尺侧腕伸肌
2. 尺骨远端
3. 入路 6U
4. 尺动脉
5. 尺神经背侧分支（已去除）

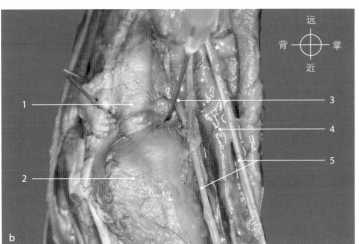

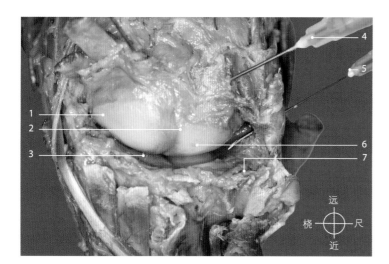

图 3.48

右腕，桡腕关节已切开，入路 6U 已用针头标记

1. 手舟骨

2. 舟月韧带

3. 桡骨远端

4. 尺侧腕中入路

5. 入路 6U

6. 月骨

7. 尺骨远端

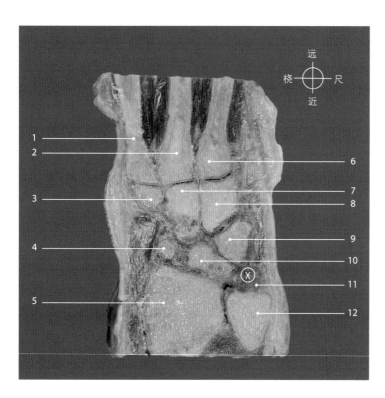

图 3.49

右腕冠状切面，示桡腕关节尺侧部分的关节与骨性解剖结构

1. 第二掌骨

2. 第三掌骨

3. 小多角骨

4. 手舟骨

5. 桡骨远端

6. 第四掌骨

7. 头状骨

8. 钩骨

9. 三角骨

10. 月骨

11. 关节盘（三角纤维软骨）

12. 尺骨远端

⊗：入路 6U

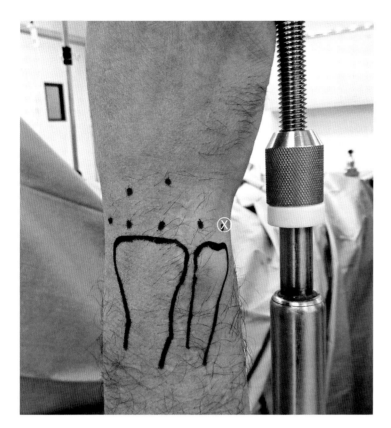

图 3.50
右腕，示入路 6U 位置
⊗：入路 6U

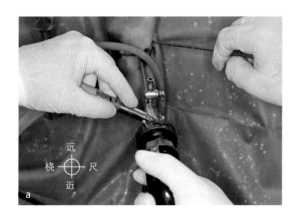

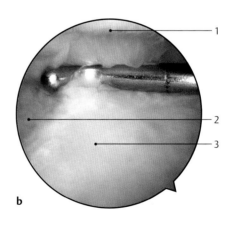

图 3.51

（a）右腕关节镜，镜头经入路 4–5 置入，探针经入路 6U 置入；（b）关节镜下可见经入路 6U 置入的探针

1. 月骨

2. 桡骨远端

3. 关节盘（三角纤维软骨）

3.5.6 桡侧腕中入路

桡侧腕中入路在入路 3-4 远端 8~10 mm 的头状骨沟内，位于第二掌骨基底部和桡骨远端背侧边缘的中线上，在桡侧腕短伸肌肌腱的尺侧。通过这一入路可进入手舟骨与头状骨之间的间隙。该入路的外部解剖标志如图 3.52 所示。

存在损伤风险的解剖结构

建立桡侧腕中入路时存在损伤风险的解剖结构是其相应的定位肌腱。图 3.53~57 描述了本入路相关的解剖。桡侧腕中入路的操作区域主要是手舟骨与头状骨之间的间隙。图 3.58~60 展示了经本入路关节镜下所见解剖结构。

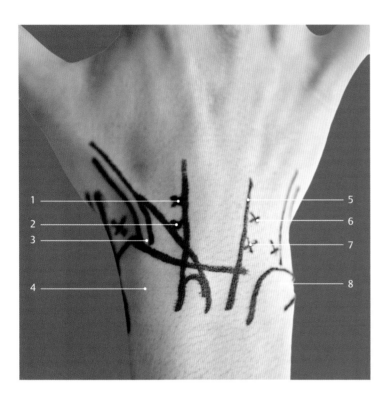

图 3.52

右腕，示桡侧腕中入路的体表解剖标志

1. 桡侧腕中入路

2. 入路 3-4

3. 桡侧腕长、短伸肌

4. 桡骨远端

5. 指伸肌

6. 尺侧腕中入路

7. 入路 4-5

8. 尺骨远端

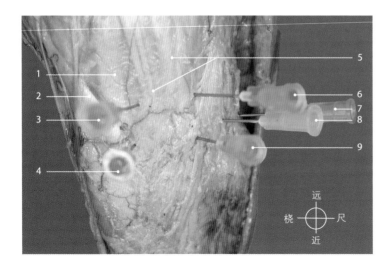

图 3.53

右腕背侧观，背侧入路均已用针头标记，注意腕中入路

1. 桡侧腕长、短伸肌

2. 拇长伸肌

3. 桡侧腕中入路

4. 入路 3-4

5. 指伸肌

6. 尺侧腕中入路

7. 入路 6U

8. 入路 6R

9. 入路 4-5

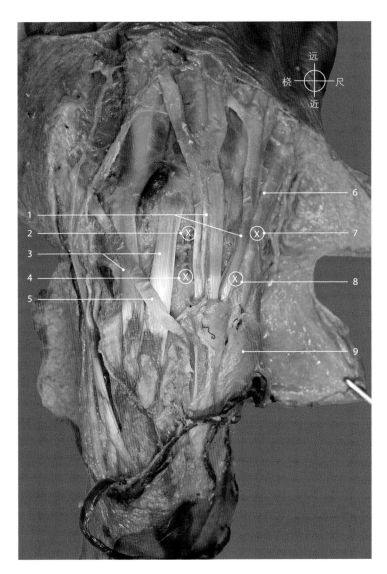

图 3.54

右腕背侧观，示与桡侧腕中入路相关的肌腱

1. 指伸肌 / 示指伸肌

2. 桡侧腕中入路

3. 桡侧腕长、短伸肌

4. 入路 3–4

5. 拇长伸肌

6. 小指伸肌

7. 尺侧腕中入路

8. 入路 4–5

9. 尺骨远端

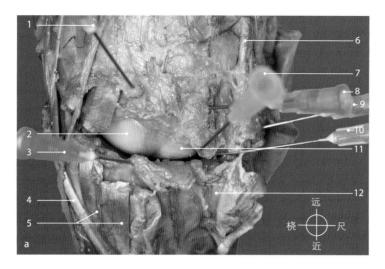

图 3.55

（a）右腕，桡腕关节已切开。为更好地显示桡侧与尺侧腕中入路，分别用针头标记入路3–4与入路4–5。腕中关节位于桡腕关节与各掌骨基底部之间的中线上

1. 桡侧腕中入路

2. 手舟骨

3. 入路 3–4

4. 拇长伸肌

5. 桡侧腕长、短伸肌

6. 小指伸肌

7. 入路 4–5

8. 尺侧腕中入路

9. 入路 6U

10. 入路 6R

11. 月骨

12. 尺骨远端

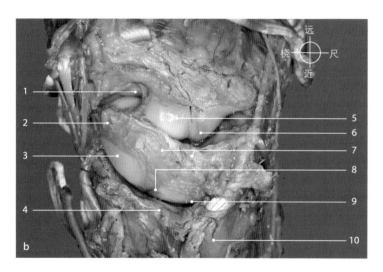

（b）桡腕关节和腕中关节已切开，显示其中骨和关节解剖结构

1. 小多角骨

2. 舟大小多角韧带

3. 手舟骨

4. 桡骨远端

5. 头状骨

6. 钩骨

7. 腕骨间韧带远端

8. 舟月韧带

9. 月骨

10. 尺骨远端

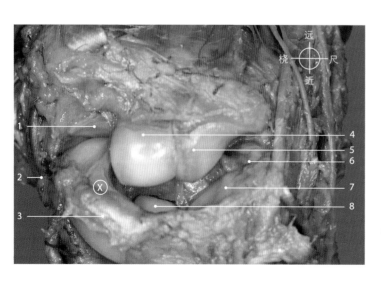

图 3.56

右腕背侧观，腕中关节已切开

1. 小多角骨

2. 桡动脉

3. 手舟骨

4. 头状骨

5. 钩骨

6. 豌豆骨

7. 三角骨

8. 月骨

⊗：桡侧腕中入路

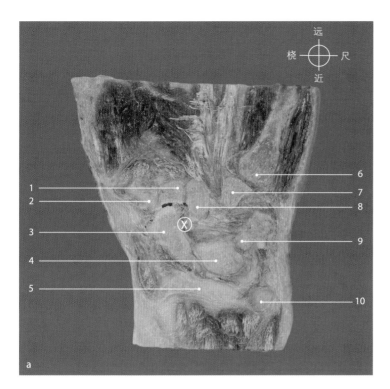

图 3.57

右腕冠状切面，示手舟骨与头状骨之间的桡侧腕中关节操作区域

1. 小多角骨

2. 大多角骨

3. 手舟骨

4. 月骨

5. 桡骨远端

6. 第五掌骨

7. 钩骨

8. 头状骨

9. 三角骨

10. 尺骨远端

⊗：桡侧腕中入路

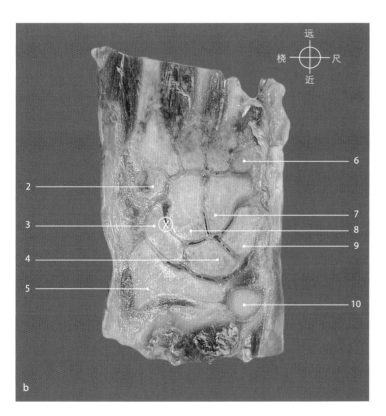

（b）右腕冠状切面，示手舟骨与头状骨之间的桡侧腕中关节操作区域

1. 小多角骨

2. 大多角骨

3. 手舟骨

4. 月骨

5. 桡骨远端

6. 第五掌骨

7. 钩骨

8. 头状骨

9. 三角骨

10. 尺骨远端

⊗：桡侧腕中入路

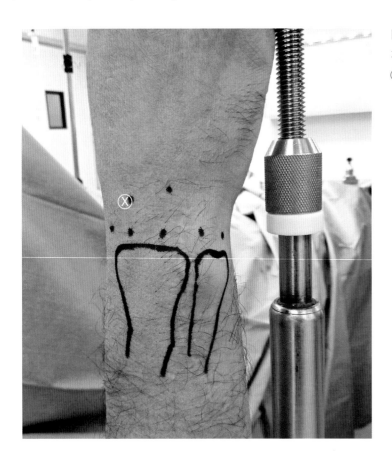

图 3.58

右腕，示桡侧腕中入路

⊗：桡侧腕中入路

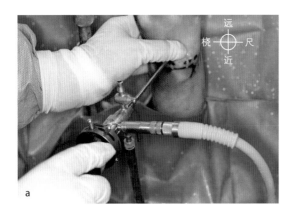

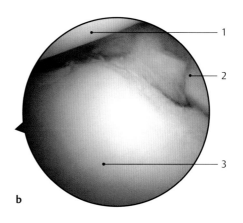

图 3.59

（a）右腕关节镜，镜头经桡侧腕中入路观察桡侧；（b）关节镜下所见

1. 头状骨

2. 月骨

3. 手舟骨

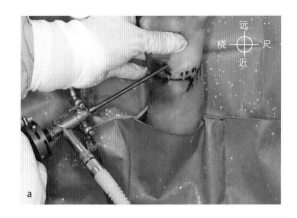

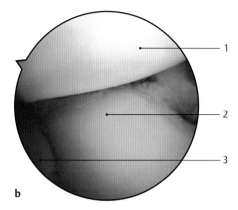

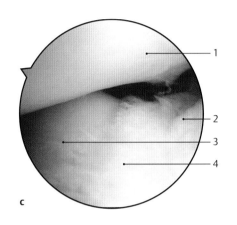

图 3.60

（a）右腕关节镜，镜头经桡侧腕中入路观察桡侧背侧结构。关节镜位置稍加变动，就能额外看到更多的组织结构。（b，c）关节镜下所见

1. 头状骨

2. 月骨

3. 手舟骨

4. 舟月韧带

3.5.7 尺侧腕中入路

尺侧腕中入路位于桡腕入路 4-5 的远端，与第四掌骨在一条直线上。通过这一入路可探查头状骨—钩骨—三角骨—月骨间隙。尺侧腕中入路主要用于器械操作。该入路的外部解剖标志如图 3.61 所示。与该入路相关的，存在损伤风险的解剖结构如图 3.62~65 所示。图 3.66~70 展示了经尺侧腕中入路可观察到的镜下解剖结构。

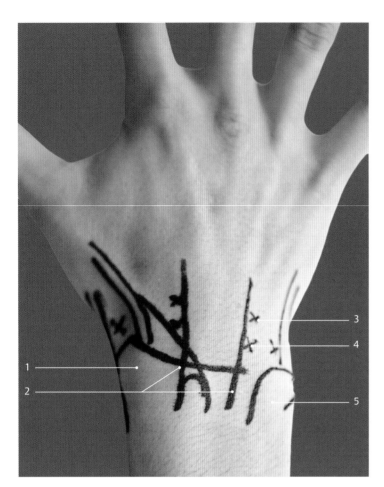

图 3.61

右腕，示尺侧腕中入路相关的体表解剖标志

1. 桡骨远端

2. 指伸肌

3. 尺侧腕中入路

4. 入路 4–5

5. 尺骨远端

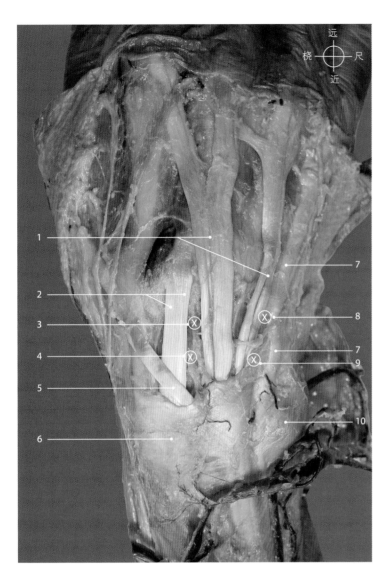

图 3.62

右腕背侧观，示与尺侧腕中入路相关的肌腱

1. 指伸肌 / 示指伸肌

2. 桡侧腕长、短伸肌

3. 桡侧腕中入路

4. 入路 3–4

5. 拇长伸肌

6. 伸肌支持带 – 桡骨远端

7. 小指伸肌

8. 尺侧腕正中入路

9. 入路 4–5

10. 尺骨远端

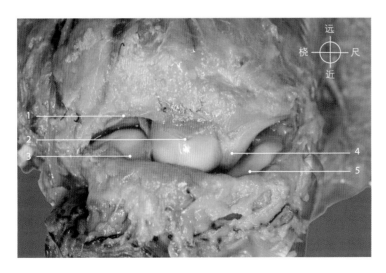

图 3.63

右腕背侧观，为更好地观察关节结构，已切开腕中关节

1. 小多角骨

2. 头状骨

3. 手舟骨

4. 钩骨

5. 三角骨

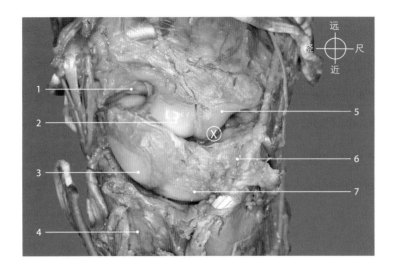

图 3.64

右腕背侧观，为更好地观察关节结构，已切开桡腕关节和腕中关节

1. 小多角骨	2. 头状骨	3. 手舟骨
4. 桡骨远端	5. 钩骨	6. 三角骨
7. 月骨	⊗：尺侧腕中入路	

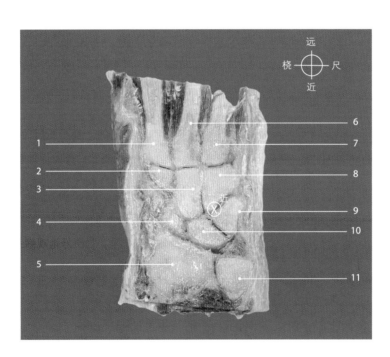

图 3.65

右腕冠状切面，示腕中关节操作间隙（尺侧）及头状骨—钩骨—三角骨—月骨间隙

1. 第二掌骨	2. 小多角骨	3. 头状骨
4. 手舟骨	5. 桡骨远端	6. 第三掌骨
7. 第四掌骨	8. 钩骨	9. 三角骨
10. 月骨	11. 尺骨远端	⊗：尺侧腕中入路

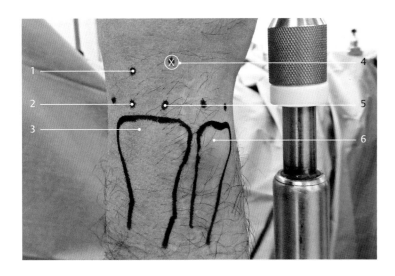

图 3.66

右腕，示尺侧腕中入路

1. 桡侧腕中入路

2. 入路 3–4

3. 桡骨远端

4. 尺侧腕中入路

5. 入路 4–5

6. 尺骨远端

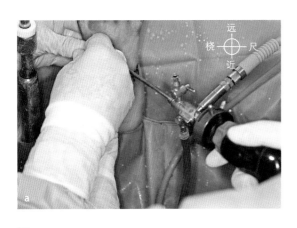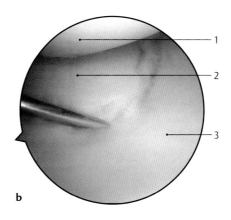

图 3.67

（a）右腕关节镜，镜头经尺侧腕中入路观察桡侧；（b）关节镜下所见

1. 头状骨

2. 月骨

3. 三角骨

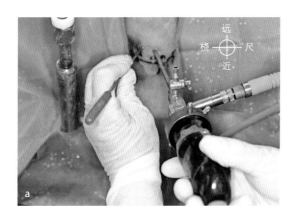
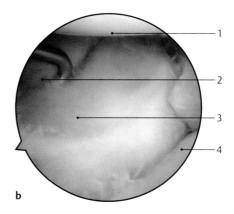

图 3.68

（a）右腕关节镜，镜头经尺侧腕中入路观察桡侧，此时可看到全方位以及尺侧的视野；（b）关节镜下所见

1. 头状骨

2. 手舟骨

3. 月骨

4. 三角骨

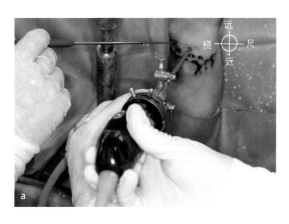
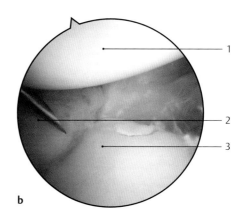

图 3.69

（a）右腕关节镜，镜头经尺侧腕中入路观察远端结构；（b）关节镜下所见

1. 头状骨

2. 月骨

3. 三角骨

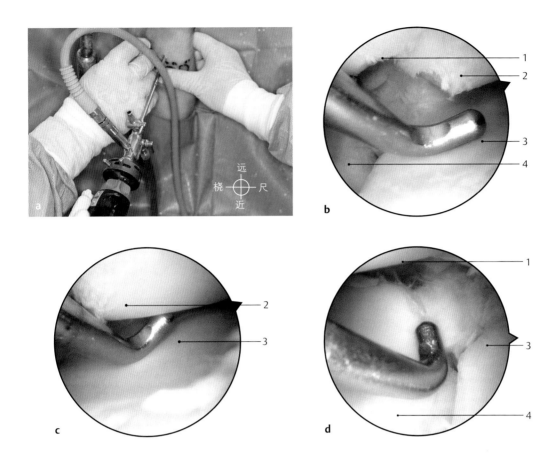

图 3.70

（a）右腕关节镜，镜头经尺侧腕中入路观察近端、尺侧；略微调节镜头位置，可观察掌侧和背侧的关节结构。

（b）关节镜下所见

1. 头状骨

2. 钩骨

3. 三角骨

4. 月骨

Cristian Blanco Moreno, Pedro Pablo Amenábar Edwards, Alejandro Zylberberg Serman, Claudio Rojas Ponce, Eduardo Leopold González, Carlos Espech López

◣ 4.1 引言

关节镜手术是处理髋关节疼痛的重要手段。过去通过切开关节才能进行的操作，现已能够在关节镜下完成，充分体现了微创手术的优势。

髋部解剖结构特点不利于关节镜技术的使用，需要专用设备。髋关节周围软组织、骨性对合及固有的稳定性，导致进入髋关节的入路设计十分复杂。关节周围的神经血管结构需要操作者拥有出色的解剖学知识，以尽量降低镜下操作出现并发症的风险。

本章内容包括病人体位、关节镜入路与相关解剖，以及作者为获得髋关节正确视野所采用的各种关节镜操作技术。

◣ 4.2 解剖

4.2.1 关节外解剖

进入髋关节需要穿过许多肌肉组织并毗邻一些重要神经血管结构，如图 4.1~5 所示。

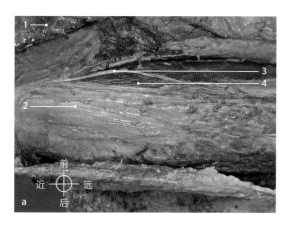
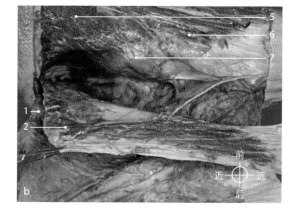

图 4.1

右髋（尸体）前外侧观（a）和后外侧观（b）

1. 皮肤
2. 髂胫束
3. 股外侧皮神经
4. 缝匠肌
5. 臀中肌
6. 股外侧肌
7. 大粗隆

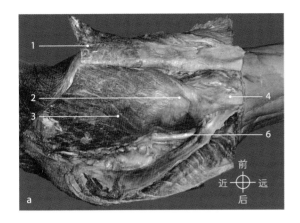

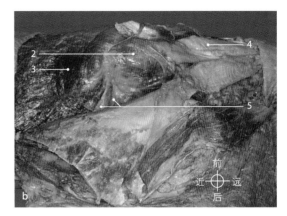

图 4.2

右髋（尸体）臀中肌层面后外侧观（a）和后面观（b）

1. 髂胫束（切开）　　　2. 大粗隆　　　　　3. 臀中肌

4. 股外侧肌　　　　　　5. 外旋肌　　　　　6. 坐骨神经

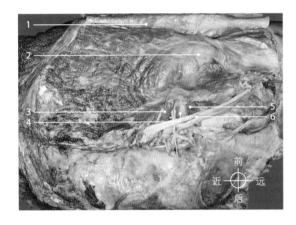

图 4.3

右髋（尸体）后方结构

1. 髂胫束

2. 大粗隆

3. 上孖肌

4. 闭孔内肌

5. 下孖肌

6. 坐骨神经

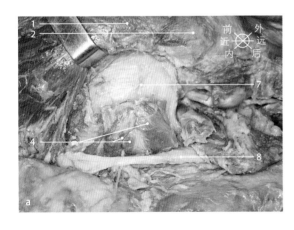

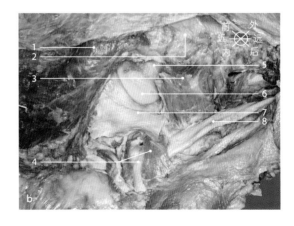

图 4.4

右髋（尸体）后方结构，臀中肌及臀小肌被牵开

1. 臀中肌　　　　　　　　2. 大粗隆　　　　　　3. 股方肌

4. 髋外旋肌（切断牵开）　5. 股骨颈　　　　　　6. 股骨头

7. 覆盖股骨头的关节囊　　8. 坐骨神经

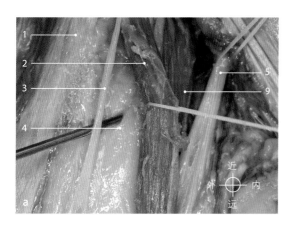

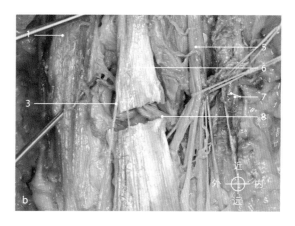

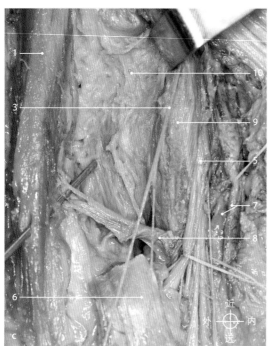

图 4.5

右髋（尸体）前方结构近视图

1. 阔筋膜张肌
2. 缝匠肌
3. 股外侧皮神经
4. 覆盖股直肌的脂肪
5. 股神经
6. 股直肌断端
7. 股动脉和股静脉
8. 旋股外侧动脉
9. 髂腰肌
10. 髋关节囊

4.2.2 关节内解剖

　　髋关节包括髋臼关节面和股骨头。髋臼在水平面上外展 40°，并在矢状面上前倾 15°。髋臼中央凹陷缺乏软骨（髋臼窝）并为半月形的关节面环绕，内容枕（纤维脂肪组织）和圆韧带髋

臼附着处。髋臼下方由横韧带限制。髋臼缘外周有髋臼盂唇，断面呈锥形。股骨头的三分之二有软骨覆盖。股骨头内侧的一个中央凹陷被称为股骨头凹（卵圆窝），为圆韧带的止点。因为骨性解剖和髋臼盂唇的存在，髋关节是一个高度对合的关节，如图 4.6 所示。

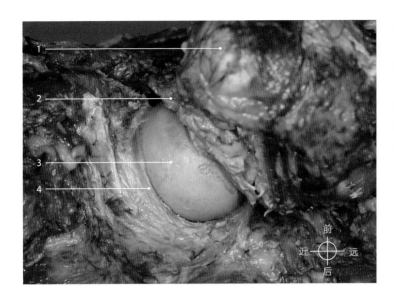

图 4.6

右髋（尸体），广泛切开，显示髋关节的关节对合

1. 大粗隆
2. 关节囊
3. 股骨头
4. 髋臼盂唇

4.3　关节镜间室

　　行髋关节镜检查时，在镜下因髋臼盂唇的存在而分为两个关节间室。髋关节中央间室包括所有髋臼内深部结构，如髋臼窝、髋臼关节面、股骨头软骨面大部、髋臼盂唇的中间部分。到达此间室须行关节牵引。

　　外周间室包括股骨颈、股骨头外侧部、支持带血管、关节囊、内/外侧滑膜襞。探查此间室不需要关节牵引（图 4.7，图 4.8）。

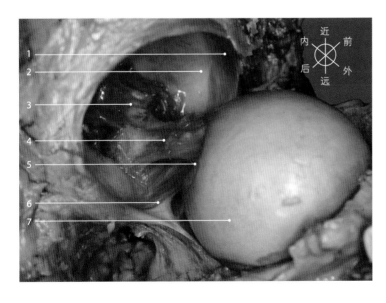

图 4.7

右髋（尸体），示关节中央间室结构

1. 髋臼盂唇
2. 髋臼软骨
3. 枕（纤维脂肪组织）
4. 圆韧带
5. 股骨头凹（卵圆窝）
6. 横韧带
7. 股骨头

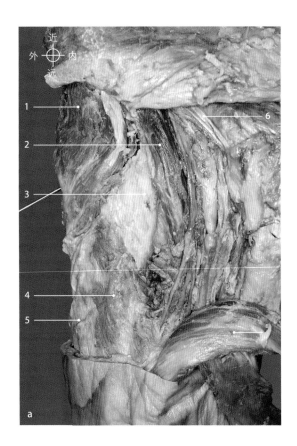

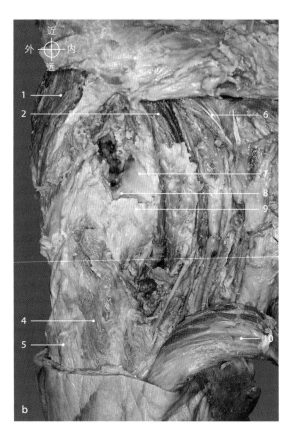

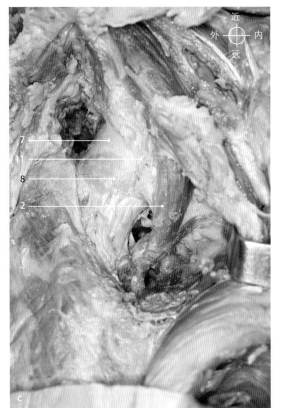

图 4.8

右髋（尸体）冠状位观，示部分周围间室的重要结构，以及相关肌肉结构

1. 臀中肌

2. 髂腰肌

3. 关节囊

4. 股中间肌

5. 股外侧肌

6. 腹股沟韧带

7. 股骨头

8. 股骨颈

9. 关节囊（打开）

10. 股直肌

11. 髋臼盂唇

◤ 4.4 髋关节镜手术适应证

髋关节镜手术适应证包括：
- 不同类型的髋臼撞击症
- 单发的髋臼盂唇损伤
- 化脓性关节炎
- 关节内游离体
- 关节内活检操作
- 滑膜病变

◤ 4.5 病人体位

髋关节镜可在病人取侧卧位或仰卧位的情况下进行，无论有无牵引。本章作者建议使用仰卧位，如下所述。

置病人于牵引床上，髋关节外展20°，足内旋30°，柱状会阴垫侧面朝向手术部位。待病人体位摆放完毕，采用牵引直至关节间隙扩至 1 cm 并在透视下确认。（图 4.9）

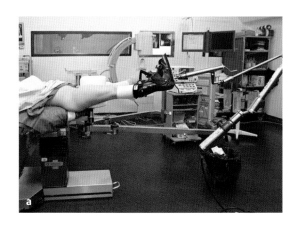

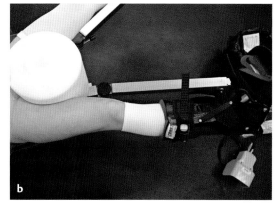

图 4.9

（a，b）右髋镜手术病人体位；（c）透视观察牵引效果

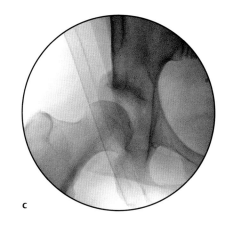

◤ 4.6 手术入路

多条不同的髋关节镜的手术入路曾被描述过，然而，仅 2~3 条入路可满足全面探查髋关节

的需要，取决于不同的疾病。粗隆旁前外侧入路、粗隆旁后外侧入路、中间前方入路最为常用（图 4.10）。

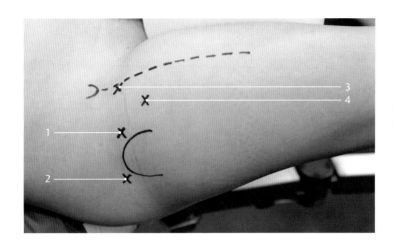

图 4.10

髋关节镜手术常用入路

1. 粗隆旁前外侧入路
2. 粗隆旁后外侧入路
3. 前方入路
4. 中间前方入路

4.6.1　粗隆旁前外侧入路

粗隆旁前外侧入路是首个被建立的入路，透视是强制性的（图 4.11a）。余下入路可在镜下操作中直接建立。粗隆旁前外侧入路位于粗隆尖前方 1 cm，成 10°~20° 角朝向头侧、20°~30°

角朝向后侧（图 4.11b~d，图 4.12）。

存在损伤风险的解剖结构

建立粗隆旁前外侧入路时存在损伤风险的解剖结构是臀上皮神经：离开坐骨大切迹后，其由后向前横穿臀中肌深面（图 4.13）。

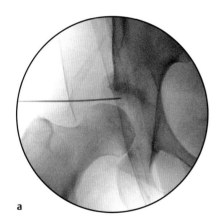

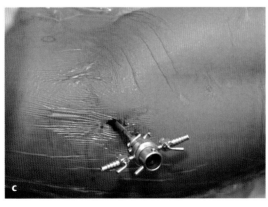

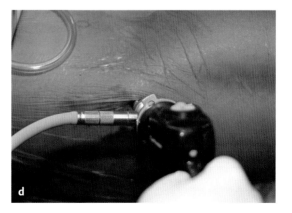

图 4.11

（a）透视像；（b~d）右髋前外侧入路

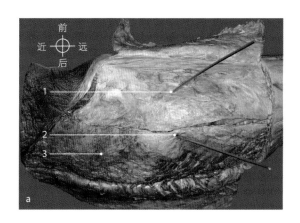 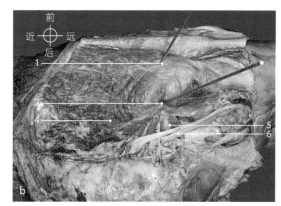

图 4.12

右髋（尸体），示粗隆旁前外侧、后外侧入路，由斯氏针标记

1. 粗隆旁前外侧入路

2. 粗隆旁后外侧入路

3. 臀大肌

4. 臀中肌

5. 髋外旋肌

6. 坐骨神经

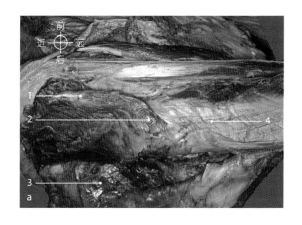 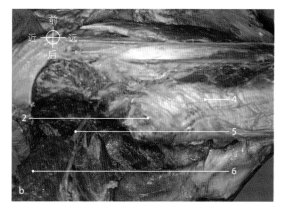

图 4.13

右髋（尸体），示臀中肌层面，移开后可见其深面

1. 臀中肌

2. 大粗隆

3. 臀大肌（回缩）

4. 股外侧肌

5. 臀上神经血管束

6. 臀中肌移向后方

4.6.2 粗隆旁后外侧入路

粗隆旁后外侧入路位于大粗隆顶部后方 1 cm 处，成 10° 角朝向近端、30° 角朝向前方（图 4.14）。在进入髋关节囊前，其穿过臀中肌和臀小肌（图 4.15，图 4.16）。粗隆旁后外侧入路使用不那么频繁，其优势在于处理后方髋臼盂唇损伤和移至后方的游离体。

存在损伤风险的解剖结构

建立粗隆旁后外侧入路时存在损伤风险的解剖结构是处于关节囊平面的坐骨神经和臀上神经（图 4.17）。

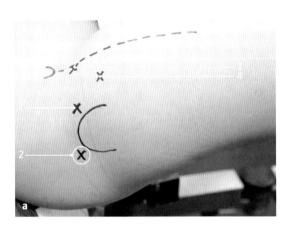

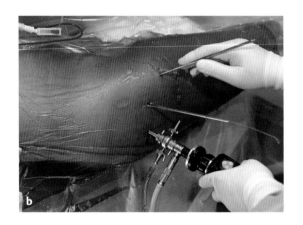

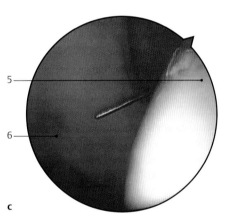

图 4.14

（a，b）右髋，示粗隆旁后外侧入路；

（c）镜下观

1. 粗隆旁前外侧入路

2. 粗隆旁后外侧入路

3. 前方入路

4. 中央前方入路

5. 股骨头

6. 后方髋臼

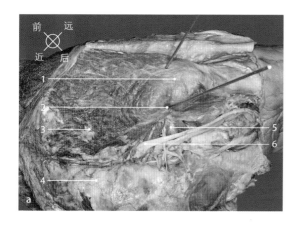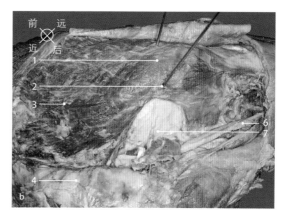

图 4.15

右髋（尸体），示粗隆旁后外侧入路与相关解剖结构

1. 大粗隆

2. 粗隆旁后外侧入路

3. 臀中肌

4. 臀大肌（移开）

5. 髋外旋肌

6. 坐骨神经

7. 髋关节囊

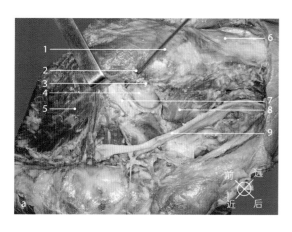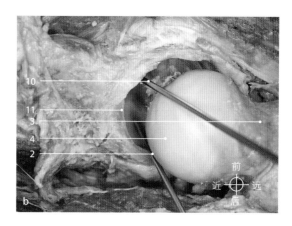

图 4.16

右髋（尸体），示粗隆旁后外侧入路和穿过臀中肌、臀小肌后的髋关节进入点

1. 大粗隆

2. 粗隆旁后外侧入路

3. 股骨颈

4. 股骨头

5. 臀中肌

6. 股外侧肌

7. 切开髋关节囊，移开髋外旋肌

8. 股方肌

9. 坐骨神经

10. 粗隆旁前外侧入路

11. 髋臼盂唇

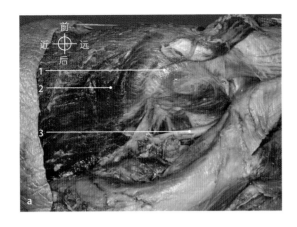 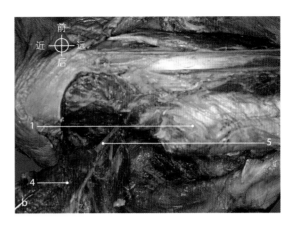

图 4.17
右髋（尸体），示采用粗隆旁后外侧入路时存在损伤风险的解剖结构

1. 大粗隆
2. 臀中肌
3. 坐骨神经
4. 臀中肌（移向后方）
5. 臀上神经血管束

4.6.3 中间前方入路

中间前方入路位于一个等边三角形的顶端，该三角形的底边为粗隆旁前外侧入路和前方入路的连线。器械成 15° 角朝向近端，20° 角朝向后方（图 4.18，图 4.19）。此入路经过阔筋膜张肌并穿过臀小肌和股直肌间隙（图 4.20）。

存在损伤风险的解剖结构

采用中间前方入路时存在损伤风险的解剖结构是股外侧皮神经和旋股外侧动脉升支。股外侧皮神经在前方入路平面分为三条或多条分支，其中一支有可能在建立中间前方入路时受到损伤（图 4.21）。旋股外侧动脉升支的位置存在变异，但常位于前方入路下方 3~4 cm，与中间前方入路的关系更加密切（图 4.22）。

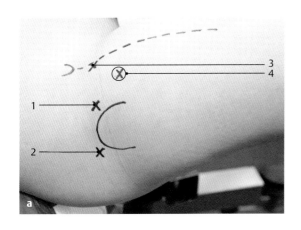 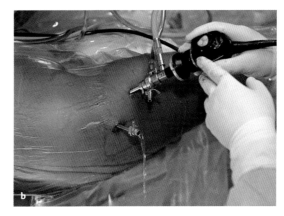

图 4.18

右髋，示中间前方入路的位置

1. 粗隆旁前外侧入路

2. 粗隆旁后外侧入路

3. 前方入路

4. 中间前方入路

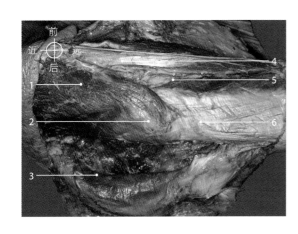

图 4.19

右髋（尸体），示部分与中间前方入路相关的肌肉结构

1. 臀中肌

2. 大粗隆

3. 臀大肌（移开）

4. 阔筋膜张肌

5. 股直肌

6. 股外侧肌

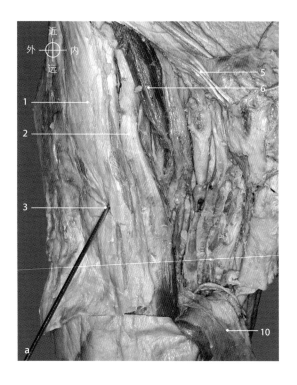

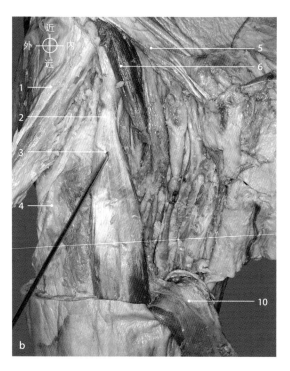

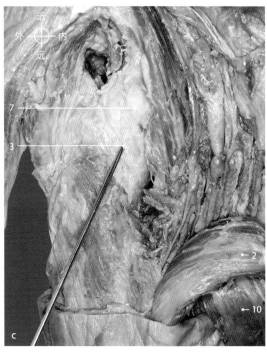

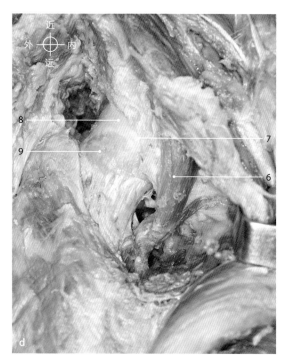

图 4.20

右髋（尸体）冠状位观。中间前方入路由阔筋膜张肌上方的套管针标记，接近其与股直肌的边界。随后切除肌肉层以进入髋关节

1. 阔筋膜张肌　　　　　　2. 股直肌　　　　　　　3. 中间前方入路

4. 股外侧肌　　　　　　　5. 腹股沟韧带　　　　　6. 髂腰肌

7. 髋关节囊（d 中切除）　8. 股骨头　　　　　　　9. 股骨颈

10. 缝匠肌

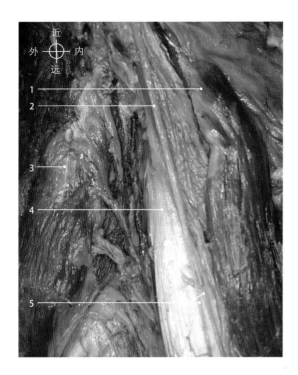

图 4.21

右髋（尸体），示股外侧皮神经及其分支

1. 缝匠肌

2. 股外侧皮神经

3. 臀中肌

4. 阔筋膜张肌

5. 股外侧皮神经分支

4.6.4　前方入路

前方入路位于髂前上棘远端垂线与过大粗隆顶点的横线的交点，髂前上棘以远 4~6 cm（图 4.23）。套管针应向内成 30° 角，向近端成 45° 角置入。该入路在到达髋关节囊前穿过缝匠肌和股直肌（图 4.24）。此入路使用较少，因正中前方入路很好地涵盖了其优势。

存在损伤风险的解剖结构

采用前方入路时存在损伤风险的解剖结构与正中前方入路类似，包括股外侧皮神经、股神经、旋股外侧动脉升支（图 4.24）。

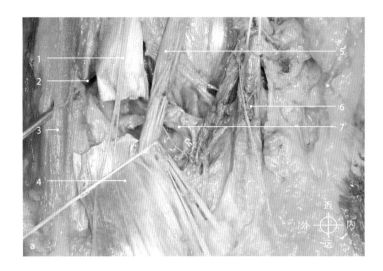

图 4.22

右髋（尸体），显示由斯氏针标记的中间前方入路。与中间前方入路有关的解剖结构同时显示

1. 股外侧皮神经

2. 中间前方入路

3. 阔筋膜张肌

4. 股直肌（切断）

5. 股神经

6. 股动脉和股静脉

7. 旋股外侧动脉升支

8. 髋关节囊

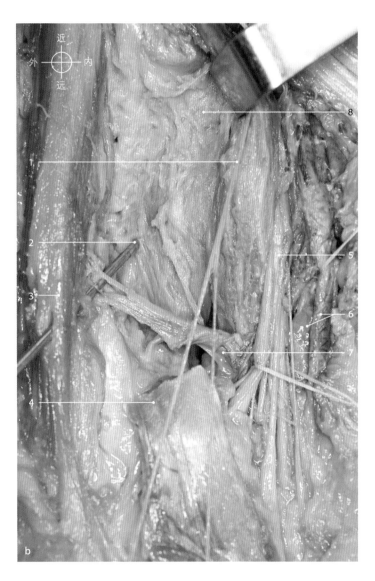

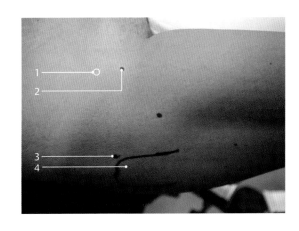

图 4.23

病人取仰卧位，示右髋解剖标志和前方入路位置

1. 髂前上棘

2. 前方入路

3. 粗隆旁前外侧入路

4. 大粗隆顶部

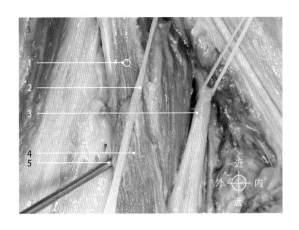 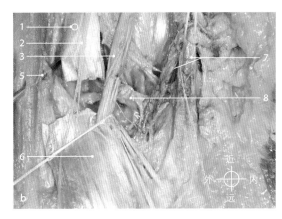

图 4.24

右髋（尸体）正面观，显示采用前方入路时存在损伤风险的解剖结构

1. 前方入路

2. 股外侧皮神经

3. 股神经

4. 缝匠肌

5. 正中前方入路

6. 股直肌

7. 股动脉和股静脉

8. 旋股外侧动脉升支

◪ 4.7 中央间室关节镜检查顺序

一次全面的髋关节镜检需要至少建立两条入路。中央间室的检查中，70°镜是必不可少的，操作中可观察髋臼盂唇、髋臼周围关节软骨，以及股骨头中央部。为了描述和定位，关节面的盂唇可以被视为钟面，12点钟位置代表最上方（星

状标记图中并未显示此标注），6点钟位置代表最下方（横韧带）。在右侧髋关节，9点钟位置代表髋臼后壁，3点钟位置代表髋臼前壁（左侧髋关节相反）。

下文中的镜下描述采用粗隆旁前外侧入路作为初入路，建议顺序如图 4.25~36 所示。

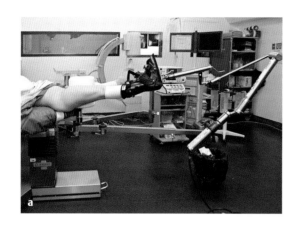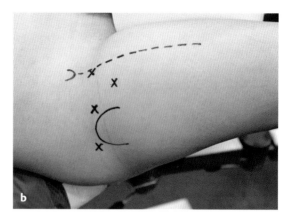

图 4.25

（a）如前所述，右髋关节镜手术，病人仰卧并显露解剖标志；（b）病人取仰卧位，标记右髋解剖标志

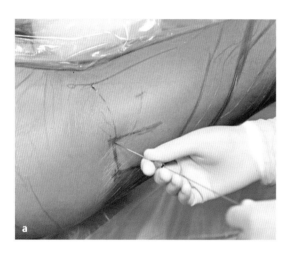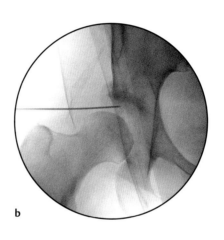

图 4.26

（a）需要应用牵引，透视下确认粗隆旁前外侧入路的位置；（b）透视像

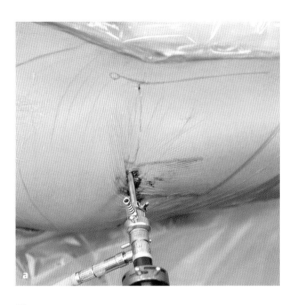
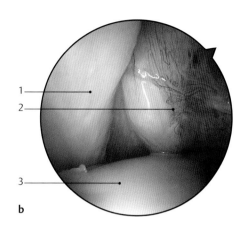

图 4.27

（a）70°镜通过粗隆旁前外侧入路置入，显示前方安全三角区（镜头向远端及前方观察）；

（b）镜下视野

1. 髋臼盂唇

2. 髋关节囊（前方安全三角区）

3. 股骨头

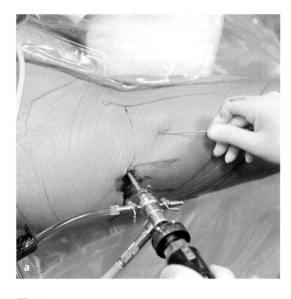
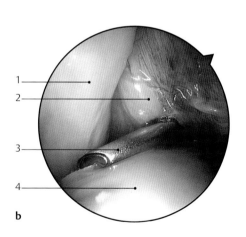

图 4.28

（a）70°镜通过粗隆旁前外侧入路置入，显示器械穿过前方安全三角，置入中间前方入路。镜头朝远端和前方观察。

（b）镜下观

1. 髋臼盂唇

2. 髋关节囊（前方安全三角）

3. 腰穿针刺入关节囊

4. 股骨头

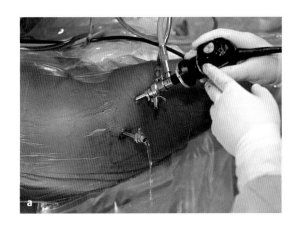
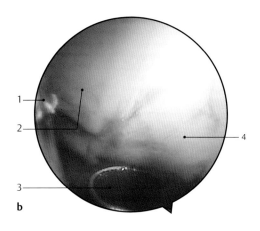

图 4.29

（a）关节镜置入中间前方入路，镜头朝向后方，观察后方安全三角区。应注意的是，当关节镜切换到正中前方入路时，镜下视野与之前的视野呈镜面对称关系，故此时髋臼盂唇在右侧，股骨头在左侧。（b）镜下观

1. 股骨头

2. 半月形软骨

3. 关节镜套管通过粗隆旁前外侧入路进入关节

4. 髋臼盂唇

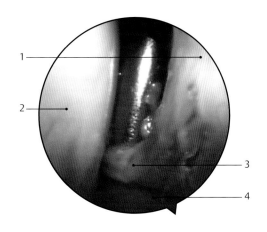

图 4.30

关节镜通过正中前方入路置入，操纵器械由粗隆旁前外侧入路进入关节。如意外穿过髋臼盂唇，应通过中间前方入路镜下操作重新定位器械

1. 髋臼盂唇

2. 股骨头

3. 套管穿过盂唇

4. 关节囊

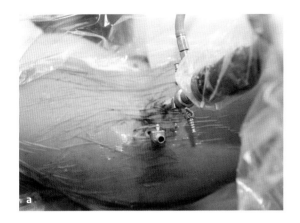
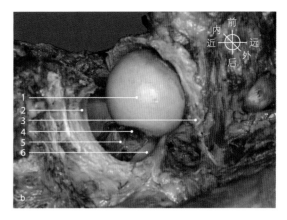

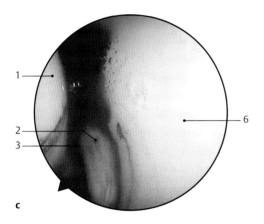

图 4.31

关节镜由正中前方入路置入右髋并推向股骨头凹，镜头朝向后方，图示解剖学结构与镜下视野

1. 股骨头
2. 髋臼盂唇（9 点至 11 点位置）
3. 关节囊
4. 股骨头凹（卵圆窝）
5. 股骨头韧带
6. 髋臼半月形软骨

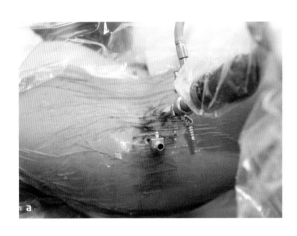
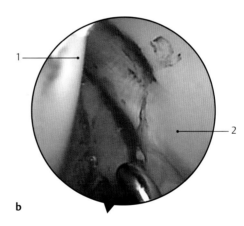

图 4.32

（a）关节镜继续置于中间前方入路，较之前移至关节浅部。镜头朝向后方，评估前方髋臼盂唇。

（b）镜下观

1. 股骨头
2. 髋臼盂唇（1 点至 3 点位置）

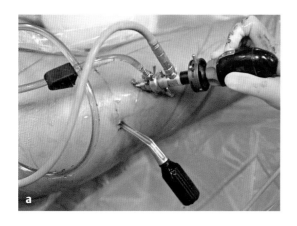
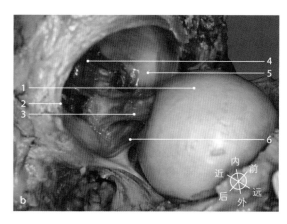

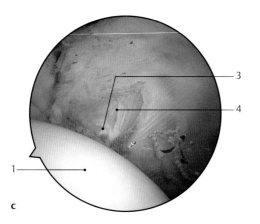

图 4.33

关节镜继续置于中间前方入路，镜头朝向后方，评估圆韧带。图示解剖学结构和镜下视野

1. 股骨头

2. 髋臼盂唇

3. 圆韧带

4. 枕（纤维脂肪组织）

5. 髋臼半月形软骨

6. 横韧带

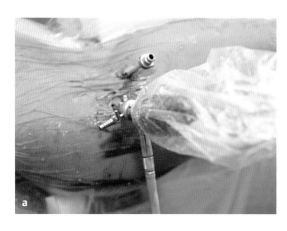
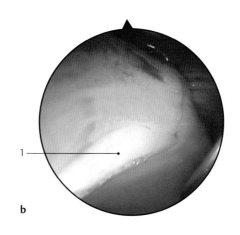

图 4.34

（a）关节镜切换至粗隆旁前外侧入路，旋转镜头朝向前方，评估前方盂唇。关节镜移动至关节浅部。

（b）镜下观

1. 髋臼盂唇（11 点至 1 点位置）

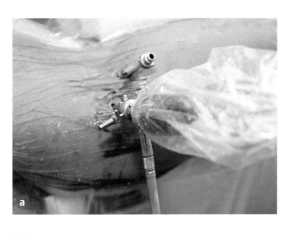
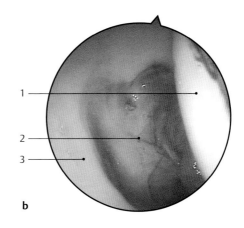

图 4.35

（a）评估枕和髋臼半月形软骨。关节镜经粗隆旁前外侧入路置入，镜头朝向前方。（b）镜下观

1. 股骨头

2. 枕

3. 髋臼关节软骨（半月形）

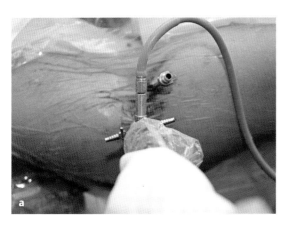
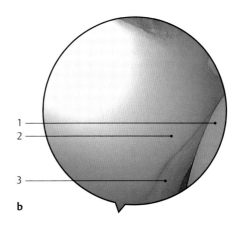

图 4.36

（a）评估髋臼半月形软骨最后部分。关节镜经粗隆旁前外侧入路置入，镜头朝向后方。

（b）镜下观

1. 股骨头

2. 髋臼软骨

3. 臼唇

4.8　周围间室关节镜检查顺序

对髋关节周围间室进行全面的关节镜检，需要控制牵引的程度、镜头的旋转以及髋关节不同的位置（屈／伸、外展／内收、内／外旋）。需要解除肢体牵引，并使用特殊气动装置定位下肢。

关节镜检从正中前方入路或粗隆旁前外侧入路开始。正中前方入路用于评估股骨头前部及内部，而粗隆旁前外侧入路用于评估股骨头上部和外部。作者采用粗隆旁前外侧入路作为最初入路，评估髋关节周围间室。

将关节镜移出髋关节中央间室，先置于股骨头前方水平位，再对准股骨颈。覆盖股骨头颈结合部的关节囊被切除（在此平面，股骨畸形引起髋臼撞击）（图 4.37~40）。

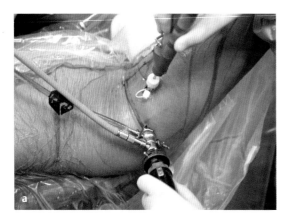

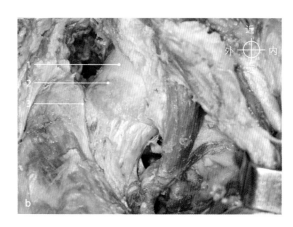

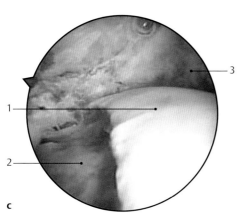

图 4.37

（a）放松牵引，右髋屈曲 45°，关节镜置于粗隆旁前外侧入路，镜头朝向股骨颈。镜下视野显示股骨头颈结合部，尸体标本显示部位相同。（b）解剖结构。（c）镜下观

1. 股骨头
2. 股骨颈
3. 髋关节囊

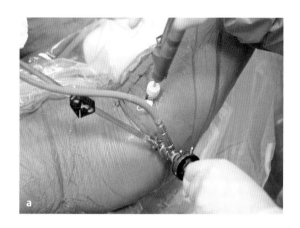

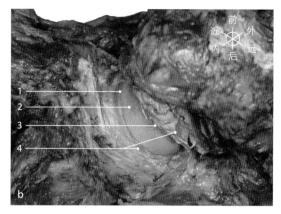

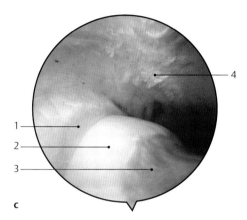

图 4.38

（a）关节镜监视下恢复关节对合。关节镜继续置于粗隆旁前外侧入路，推向髋臼，镜头朝向后方。完全松解牵引，关节镜直视下检查关节对合。（b）右髋尸体解剖显示同样的关节对合。（c）镜下观

1. 髋臼盂唇

2. 股骨头

3. 股骨颈

4. 髋关节囊

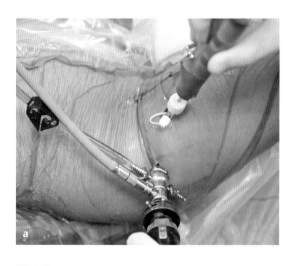

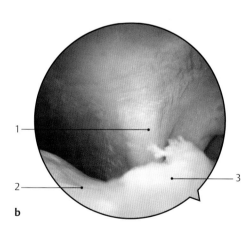

图 4.39

（a）评价轮匝韧带和内侧滑膜襞。髋关节屈曲 45°，关节镜推向下方，镜头向后朝向远端，可见轮匝韧带和滑膜襞。（b）镜下观

1. 轮匝韧带

2. 股骨颈

3. 内侧滑膜襞

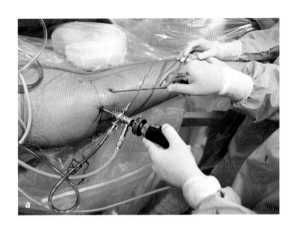
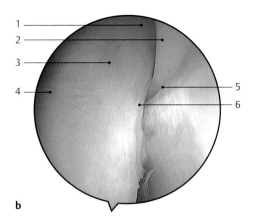

图 4.40

评估髋关节外侧区域。髋关节外展，恢复其初始镜下位置。关节镜经粗隆旁前外侧入路置入，检查股骨头颈结合区外侧部。外侧滑膜襞和进入并滋养股骨头的支持带血管位于此区域

1. 股骨头

2. 髋臼盂唇

3. 支持带血管（朝向股骨头）

4. 股骨颈

5. 轮匝区

6. 外侧滑膜襞

Cristian Blanco Moreno, Eduardo Vega Pizarro, Juan Pablo Quinteros Pomar

5.1 引言

膝关节是最常采用关节镜进行诊疗的关节之一。考虑到可采用关节镜技术治疗的大量膝关节疾病病情复杂、病种多样，对解剖知识的详细了解不可或缺。膝关节关节镜手术入路和相关解剖结构的关系，尤其是神经血管结构，在避免关节镜器械引起的并发症中是值得注意的要点。

本章对采用前内侧和前外侧入路的前路手术，连同采用后内侧入路和后外侧入路的后路手术一同进行分析。对于每条入路，外部解剖学标记、具体的镜下视野以及相关解剖都将被展示。其他选择性入路也会简要介绍。

5.2 病人体位

病人体位由术者偏好和疾病种类决定。日常关节镜手术可以很容易地在常规手术台上进行。病人仰卧，下肢成角并离开手术台外侧。外侧柱有助于对下肢施加外翻应力。我们的偏好是将病人置于手术台上，并运用腿部支撑装置，如图 5.1 所示。

5.3 手术入路

5.3.1 前方入路

前内侧和前外侧入路是大部分膝关节镜手术的标准入路。

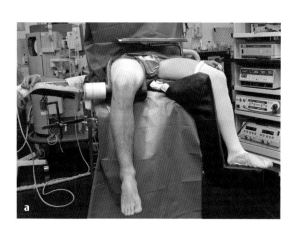

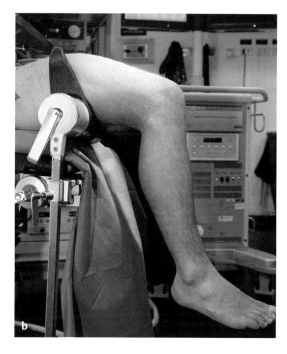

图 5.1
病人仰卧于手术台，注意腿部支撑装置

前外侧入路

前外侧入路是诊断性膝关节镜检的标准入路，位于外侧关节线上方 1 cm、髌韧带外侧缘旁开 1 cm 处（图 5.2）。

前内侧入路

前内侧入路是膝关节镜操作的初始入路。此入路的最终位置取决于操作，其正确定位由关节镜直视下确定。总体而言，前内侧入路位于内侧关节线上方 1 cm、髌韧带内侧缘旁开 1 cm 处（图 5.3）。

5.3.2　后方入路

后方入路较少使用，但非常有助于处理复杂的关节损伤。本章后文将有所涉及并分析相关解剖结构。

后内侧入路

后内侧入路由股骨髁后内侧缘、胫骨近端形成的三角形软点，关节线上方 1 cm 处。膝关节必须屈曲 90°，以便将入路定位在内侧副韧带后方和半膜肌肌腱前方（图 5.4）。

后外侧入路

后外侧入路定位于股骨干轴线和腓骨后缘线的交点：关节线上 2 cm 处，髂胫束后方，股二头肌肌腱前方。膝关节须屈曲 90°（图 5.5）。

5.3.3　辅助入路

下列辅助入路与临床相关但在解剖学上并不复杂：

• 穿髌韧带中央入路（图 5.6）
• 外上入路（图 5.7）
• 内上入路（图 5.8）

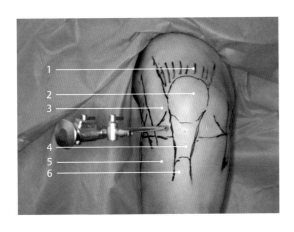

图 5.2

右膝正面观，关节屈曲 90°；关节镜套管通过前外侧入路置入关节。关键解剖学标记如图所示

1. 股四头肌肌腱

2. 髌骨

3. 股骨外侧髁

4. 髌韧带

5. 胫骨外侧髁

6. 胫骨结节

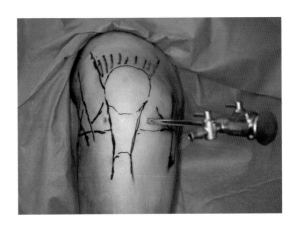

图 5.3

关节镜套管由前内侧入路置入关节，关键解剖学标记如图所示

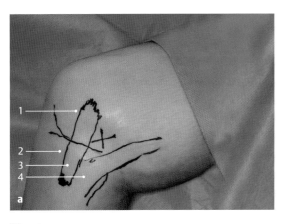
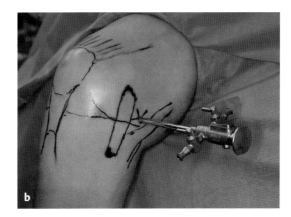

图 5.4

（a）右膝屈曲 90°内侧观。值得注意的是，保护后方神经血管结构，放松后内侧组织以方便器械操作。解剖学标志和后内侧入路的位置（用"X"所标记）如图所示。（b）关节镜套管由后内侧入路置入右膝

1. 股骨内侧髁　　2. 胫骨内侧髁　　3. 内侧副韧带　　4. 半膜肌肌腱

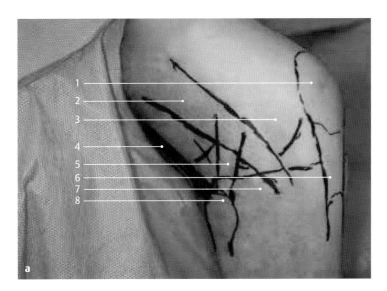

图 5.5

（a）右膝屈曲 90°，显示外侧解剖学标志。后外侧入路位置用"X"标记。（b）右膝外侧观，显示关节镜套管置入后外侧入路

1. 髌骨

2. 髂胫束

3. 股骨外侧髁

4. 股二头肌肌腱

5. 外侧副韧带

6. 髌韧带

7. 胫骨外侧髁

8. 腓骨

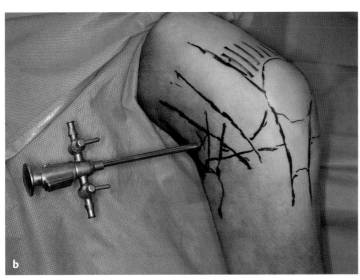

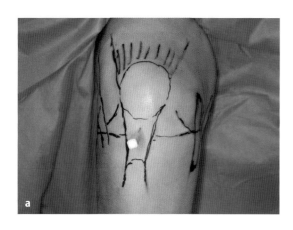
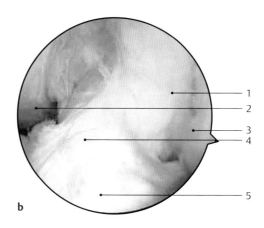

图 5.6

（a）穿髌韧带中央入路位于髌腱中线，距髌骨下缘远端 1 cm 处。此入路可用于后交叉韧带重建以及半月板成形术，或作为胫骨髁间嵴撕脱骨折固定的辅助入路。（b）关节镜由穿髌韧带中央入路置入右膝，镜下观

1. 后交叉韧带股骨止点

2. 股骨外侧髁

3. 股骨内侧髁

4. 前交叉韧带

5. 前交叉韧带胫骨止点

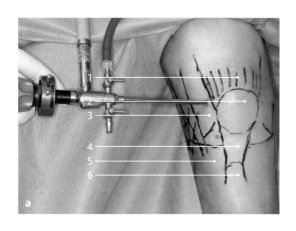
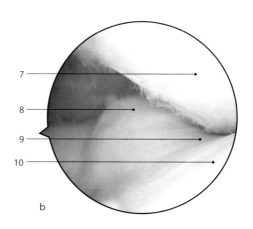

图 5.7

（a）关节镜由外上入路置入处于伸直位的右膝，镜头朝向远端。（b）关节镜由外上入路置入处伸直位右膝，镜下观。注意在此病例中，关节镜可提供近端视野，并可进一步评估髌骨关节和髌上隐窝

1. 股四头肌肌腱

2. 髌骨

3. 股骨外侧髁

4. 髌韧带

5. 胫骨外侧髁

6. 胫骨结节

7. 髌骨外侧关节面

8. 股骨内侧髁

9. 髁间窝（滑车）

10. 股骨外侧髁

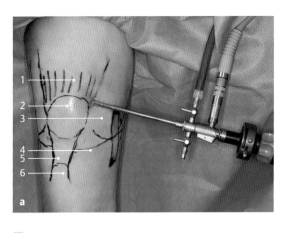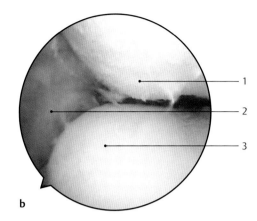

图 5.8

（a）关节镜由内上入路置入处于伸直位的右膝，镜头朝向远端；（b）关节镜由内上入路置入右膝，镜下见髌股关节

| 1. 股四头肌肌腱 | 2. 髌骨 | 3. 股骨内侧髁 | 4. 胫骨内侧髁 |
| 5. 髌韧带 | 6. 胫骨结节 | 7. 髌骨内侧关节面 | 8. 髌内侧支持带 | 9. 股骨内侧髁 |

5.4 膝关节镜：前方入路

采用前方入路足以处理多数膝关节疾病，如：

- 半月板损伤
- 髌股关节紊乱
- 骨软骨损伤
- 交叉韧带疾病
- 滑膜炎症性或肿瘤性疾病
- 关节内游离体

5.4.1 前外侧入路

经前外侧入路的诊断性膝关节镜检查的推荐

顺序如图 5.9~16 所示。

1. 关节镜经前外侧入路置入（图 5.9）
2. 评估髌股关节（图 5.9）
3. 评估外侧隐窝和腘肌肌腱（图 5.10）
4. 评估内侧隐窝（图 5.11）
5. 评估内侧胫股间室（图 5.12）
6. 前内侧入路定位（图 5.13，5.14）
7. 评估髁间窝和交叉韧带（图 5.15）
8. 评估外侧胫股间室（图 5.16）

这些步骤一旦完成，手术者可以进行具体操作，改变镜头方向，切换入路。

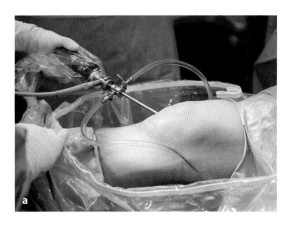
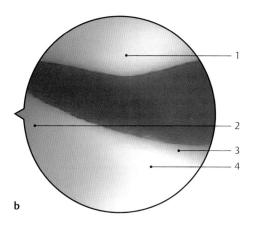

图 5.9

（a）右膝处于伸直位，通过关节镜评估髌股关节；关节镜经外上入路置入。（b）镜下观

1. 髌骨关节面　　　　　2. 股骨外侧髁　　　　　3. 股骨内侧髁　　　　　4. 髁间窝（滑车）

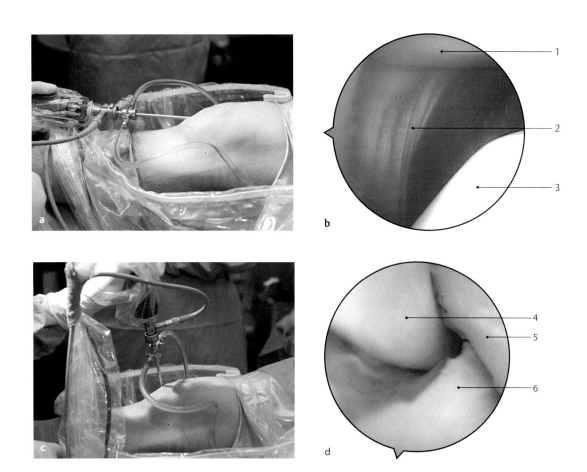

图 5.10

（a）右膝处于伸直位，关节镜经前外侧入路置入，评估外侧隐窝。镜头观察外侧。（b）镜下视野。（c）关节镜经前外侧入路置入右膝，镜头朝向远端以评估腘肌肌腱和外侧沟。（d）镜下观

1. 髌骨外侧关节面　　　　　2. 外侧支持带　　　　　3. 股骨外侧髁

4. 腘肌肌腱　　　　　　　　5. 股骨外侧髁　　　　　6. 外侧半月板

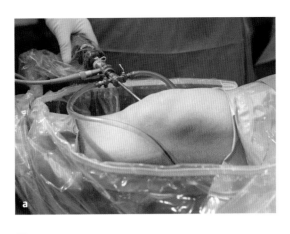
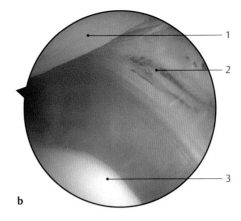

图 5.11

（a）右膝处于伸直位，关节镜经前外侧入路置入以评估内侧沟；（b）镜下观

1. 髌骨

2. 内侧支持带

3. 股骨内侧髁

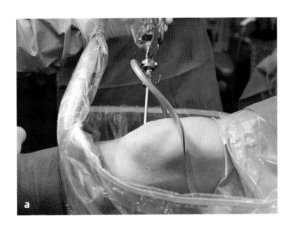
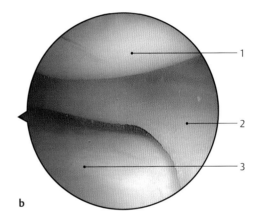

图 5.12

（a）右膝处于伸直位，关节镜经前外侧入路置入以评估内侧间室；（b）镜下观

1. 股骨内侧髁

2. 内侧半月板

3. 胫骨内侧髁

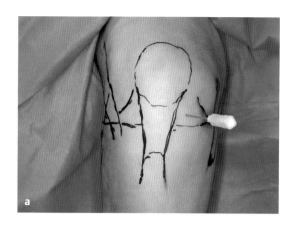
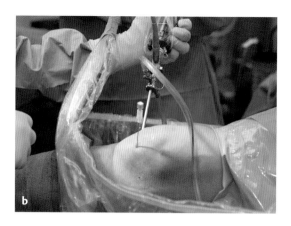

图 5.13

（a）右膝前内侧入路，最终位置由腰穿针标记；（b）关节镜由前外侧入路置入，镜下确认位置

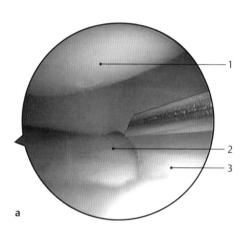
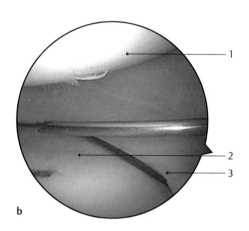

图 5.14

关节镜经前外侧入路置入右膝，镜下观。腰穿针示前内侧入路定位正确。旋转镜头得到更广泛视野，可见内侧半月板和关节囊

1. 股骨内侧髁

2. 胫骨内侧髁

3. 内侧半月板

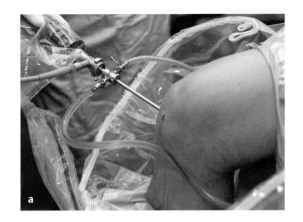

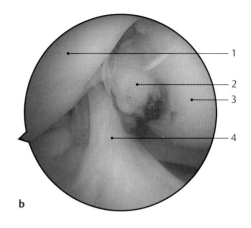

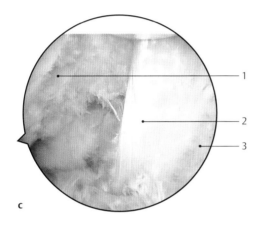

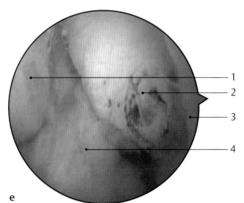

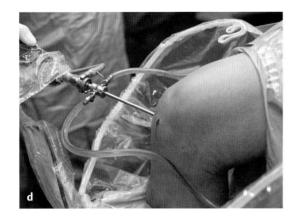

图 5.15

（a）膝关节屈曲 90°，关节镜由前外侧入路置入以评估髁间窝。摄像头处于垂直位，镜头朝向远端。（b）镜下视野

1. 股骨外侧髁的内侧壁

2. 后交叉韧带

3. 股骨内侧髁

4. 前交叉韧带（滑膜襞）

（c）膝关节（尸体）屈曲 90°，关节镜由前外侧入路置入以获得关节内视野。本例中，前交叉韧带已切除，以全面观察股骨外侧髁的内侧壁和后交叉韧带。（d）关节镜经前外侧入路置入右膝，转动镜头获得内侧视野。（e）镜下视野

1. 股骨外侧髁

2. 后交叉韧带股骨起始点

3. 股骨内侧髁

4. 前交叉韧带

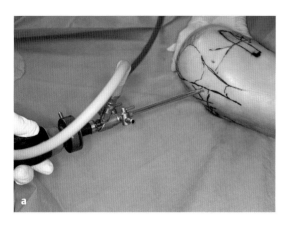

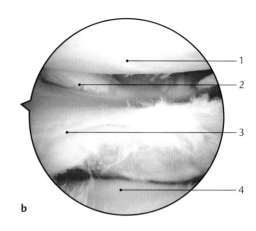

图 5.16

（a）右膝（尸体）呈 "4" 字形摆放，以便检查外侧胫股间室。摄像头应跟随膝关节软骨方向的改变。

（b）镜下观

1. 股骨外侧髁

2. 腘肌肌腱

3. 外侧半月板（存在退行性变）

4. 胫骨外侧髁

5.4.2 膝关节前方解剖

膝关节镜手术操作可能会造成隐神经髌骨下分支和隐静脉损伤（图 5.17）。

四条主要入路（前内、前外、后内、后外）被斯氏针标记，以区别其空间关系（图 5.18）。骨关节、肌腱和韧带如图 5.19~23 所示。

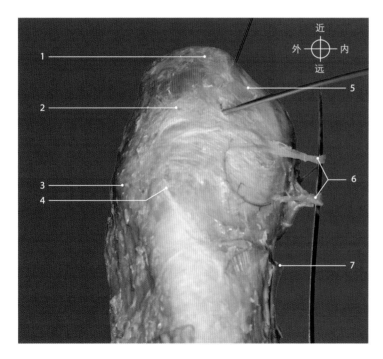

图 5.17

右膝屈曲 90°，正面观示皮下结构

1. 髌骨

2. 髌韧带

3. 腓骨头

4. 胫骨结节

5. 髌骨内侧支持带

6. 隐神经髌下分支

7. 大隐静脉

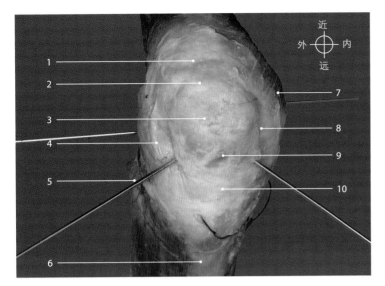

图 5.18

右膝和与前入路相关的皮下结构。前后入路用
斯氏针标记

1. 股四头肌肌腱
2. 髌骨底
3. 髌骨
4. 髌骨外侧支持带
5. 腓骨头
6. 胫骨结节
7. 股内侧肌
8. 髌骨内侧支持带
9. 髌尖
10. 髌韧带

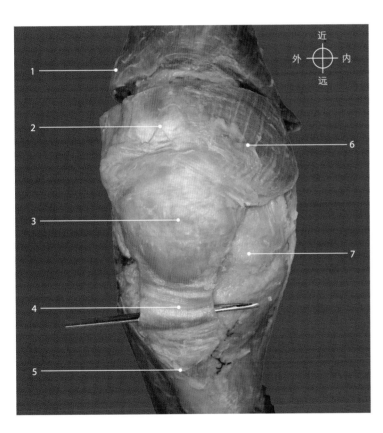

图 5.19

右膝及伸膝装置正面观

1. 股外侧肌
2. 股直肌
3. 髌骨
4. 髌韧带
5. 胫骨结节
6. 股内侧肌
7. 髌骨内侧支持带

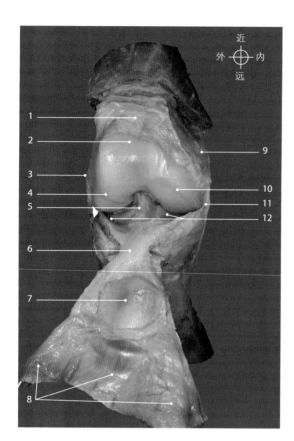

图 5.20

右膝正面观。股四头肌肌腱切断并翻向下方，显露
关节内前方结构

1. 髌上囊

2. 滑车

3. 外侧副韧带

4. 股骨外侧髁

5. 髌下滑膜襞 / 前交叉韧带

6. 髌下脂肪垫 / 髌韧带

7. 髌骨关节面

8. 股四头肌肌腱

9. 股骨收肌结节

10. 股骨内侧髁

11. 内侧副韧带

12. 内外侧半月板

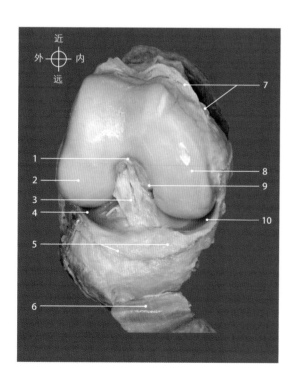

图 5.21

右膝内前方结构。伸膝装置自股四头肌肌腱处切断并翻向下方

1. 髁间窝

2. 股骨外侧髁

3. 前交叉韧带

4. 外侧半月板

5. 髌下脂肪垫

6. 髌韧带

7. 膝关节囊

8. 股骨内侧髁

9. 后交叉韧带

10. 内侧半月板

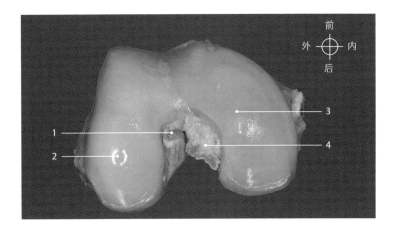

图 5.22
右膝股骨远端。前后交叉韧带均切除至其起点
1. 前交叉韧带
2. 股骨外侧髁
3. 股骨内侧髁
4. 后交叉韧带

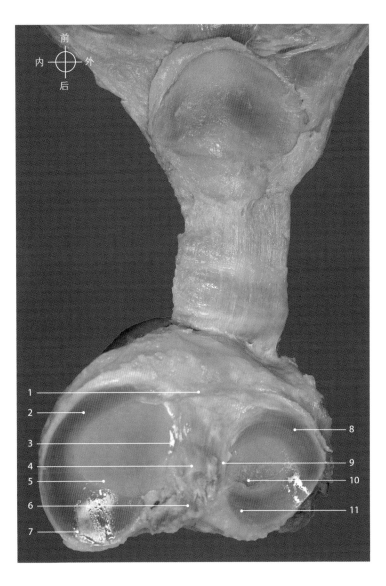

图 5.23
右膝胫骨近端关节面顶面观
1. 膝横韧带
2. 内侧半月板前角
3. 髁间内侧结节
4. 前交叉韧带
5. 胫骨内侧髁
6. 后交叉韧带
7. 内侧半月板后角
8. 外侧半月板前角
9. 髁间外侧结节
10. 胫骨外侧结节
11. 外侧半月板后角

5.4.3 膝关节外侧解剖

膝关节外侧解剖结构如图 5.24~26 所示。

5.4.4 膝关节内侧解剖

膝关节内侧解剖结构如图 5.27~30 所示。

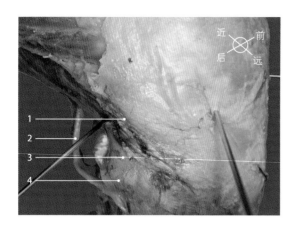

图 5.24
右膝前外侧观及其皮下结构
1. 髂胫束
2. 股二头肌肌腱
3. 外侧副韧带
4. 腓骨头

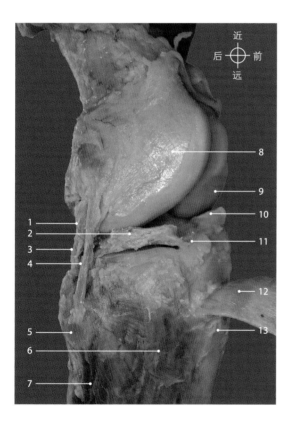

图 5.25
右膝前外侧观
1. 腘肌肌腱
2. 外侧半月板
3. 腘弓状韧带
4. 外侧副韧带
5. 腓骨头
6. 胫骨前肌
7. 腓骨长肌
8. 股骨外侧髁
9. 股骨内侧髁
10. 内侧半月板
11. 髌下脂肪垫
12. 髌韧带
13. 胫骨结节

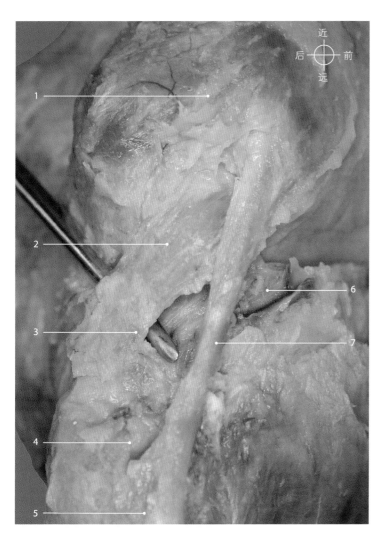

图 5.26
右膝外侧韧带和肌腱
1. 股骨外侧髁
2. 腘肌肌腱
3. 腘弓状韧带
4. 股二头肌肌腱（切断）
5. 腓骨头
6. 外侧半月板
7. 外侧副韧带

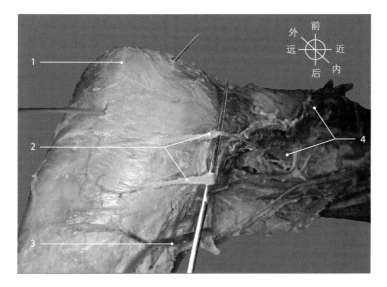

图 5.27
右膝浅层结构的前内侧观
1. 髌骨
2. 隐神经髌下分支
3. 大隐静脉
4. 股内侧肌（股四头肌）

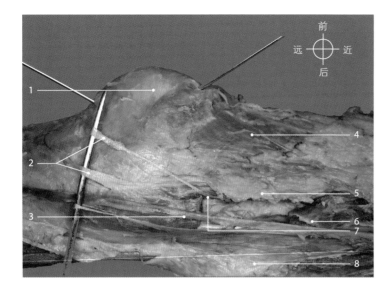

图 5.28

伸直位右膝浅层结构的内侧观

1. 髌骨

2. 隐神经髌下分支

3. 大隐静脉

4. 股内侧肌（股四头肌）

5. 缝匠肌

6. 长收肌

7. 隐神经

8. 大收肌

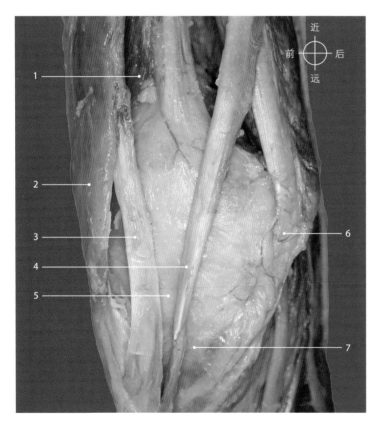

图 5.29

右膝肌腱结构后内侧观

1. 股内侧肌

2. 缝匠肌

3. 股薄肌肌腱

4. 半腱肌肌腱

5. 股骨内侧髁

6. 半膜肌肌腱

7. 胫骨内侧髁

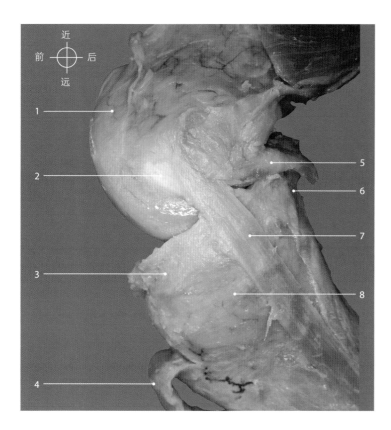

图 5.30

右膝内侧观，示内侧副韧带自股骨起点至胫骨
止点

1. 股骨内侧髁
2. 股骨内上髁
3. 内侧半月板
4. 髌韧带
5. 腓肠肌内侧头
6. 半膜肌（切断）
7. 内侧副韧带
8. 胫骨内侧髁

5.5 膝关节镜：后方入路

5.5.1 后方入路

临床采用前方入路处理膝关节病变远比后方
入路更常见。然而，一些在此提及的疾病可通过
后方入路进行治疗。但膝关节后方解剖复杂，因
此这些操作更加复杂和危险。

- 后交叉韧带的损伤
- 滑膜病变（绒毛结节性滑膜炎）
- 半月板后角的损伤
- 关节内游离体

5.5.2 后内侧入路

后内侧入路建议采用的技术和相应的镜下视
野如图 5.31~35 所示。

1. 关节镜辅助下利用前外侧入路识别后内侧
入路正确位置。也可选用穿髌韧带正中入路（图
5.31）。

2. 关节镜经后内侧入路的位置（图 5.32）。

3. 由内向外检查后内侧间室（图 5.33~35）。

膝关节后内侧解剖

安全地由后内侧入路进行膝关节镜检必须熟
练掌握相关解剖学知识。浅部主要神经血管结构
和解剖后的深层结构如图 5.36~38 所示。打开后
内侧关节囊，显示关节内面。

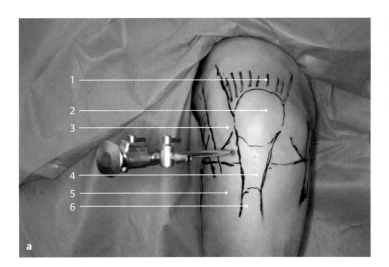

图 5.31

后内侧入路关节镜检右膝（尸体）关节的第一步是经前外侧入路置入关节镜。将关节镜朝后内方推向髁间窝。关节镜直视下或通过透视可发现后内侧入路的正确位置

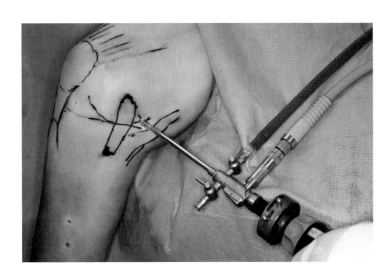

图 5.32

关节镜经右膝（尸体）后内侧入路的初始位置。膝关节屈曲 90°，摄像头处于垂直位，旋转镜头获得前方视野

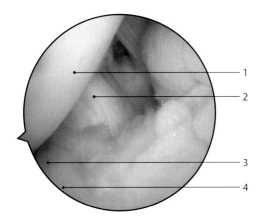

图 5.33

经右膝（尸体）后内侧入路，图 5.32 所示技术的镜下观

1. 股骨内侧髁
2. 后交叉韧带
3. 内侧半月板
4. 胫骨内侧髁

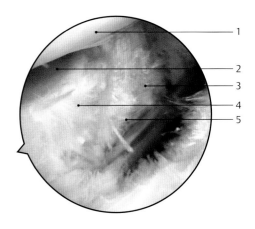

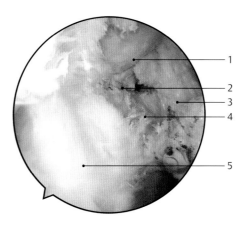

图 5.34

经右膝（尸体）后内侧入路镜下观，滑膜组织被切除

1. 股骨内侧髁

2. 内侧半月板后角

3. 后交叉韧带

4. 胫骨内侧髁

5. 后交叉韧带胫骨止点

图 5.35

经右膝（尸体）后内侧入路镜下观。切除后方滑膜组织，
向外侧推镜

1. 股骨外侧髁

2. 外侧半月板

3. 腘肌肌腱

4. 胫骨外侧髁

5. 后交叉韧带

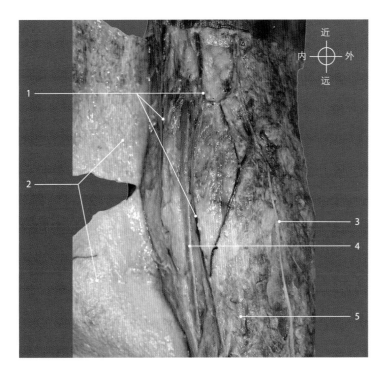

图 5.36

右膝后面观，显示主要皮下结构

1. 膝静脉

2. 皮肤

3. 股后皮神经终末分支

4. 大隐静脉

5. 小腿筋膜

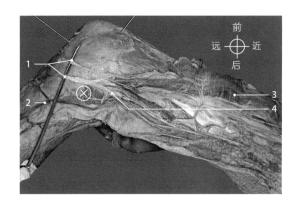

图 5.37

右膝内侧观，显示皮下神经血管结构

1. 隐神经髌下分支

2. 大隐静脉

3. 大收肌（切断移开）

4. 隐神经

⊗ 后内侧入路

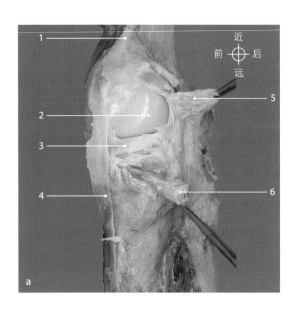

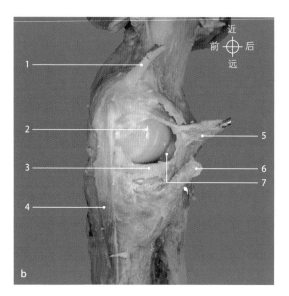

图 5.38

右膝后内侧观，解剖至后方关节囊，打开后显露后方操作间隙

1. 大收肌肌腱

2. 股骨内侧髁

3. 内侧半月板

4. 内侧副韧带

5. 关节囊

6. 半膜肌肌腱

7. 膝关节后方间隙

5.5.3 后外侧入路

由后外侧入路置入关节镜的建议操作顺序如下。

1. 膝关节屈曲 90°，通过关节镜皮肤透照法可找到后外侧入路位置。代表性操作是将关节镜由前内侧入路置入（偶尔利用前外侧入路或穿髌韧带中央入路）。关节镜于前交叉韧带和外侧股骨髁间推入（图 5.39~41）。

2. 关节内后外间室的首要解剖标志是股骨外侧髁。关节镜自此点移开，旋转镜头找到外侧半月板、腘肌肌腱以及股骨外侧髁（图 5.42）。

3. 也可经后内侧入路观察后外侧间室，检查胫骨内侧髁、股骨内侧髁，以及后交叉韧带（图 5.43）。

4. 也可经后外侧入路观察后交叉韧带胫骨止点处（图 5.43）。

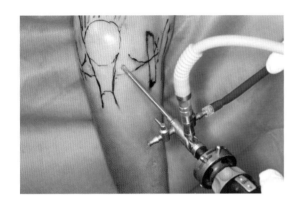

图 5.39
关节镜经前内侧入路置入右膝（尸体），进入髁间窝，在关节镜操作下定位后外侧入路

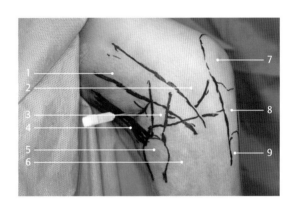

图 5.40
右膝（尸体）外侧观。后外侧入路由腰穿针定位，解剖学标志如图所示

1. 髂胫束　　　　　　　2. 股骨外侧髁
3. 外侧副韧带　　　　　4. 股二头肌肌腱
5. 腓骨头　　　　　　　6. 胫骨外侧髁
7. 髌骨　　　　　　　　8. 髌韧带
9. 胫骨结节

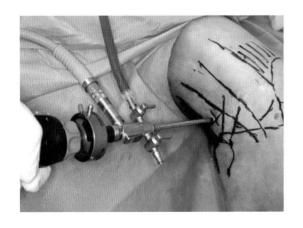

图 5.41
关节镜由后外侧入路置入右膝（尸体）。摄像头处于垂直位，镜头朝向前方。此方式可观察到膝关节后方结构，如图 5.42 所示

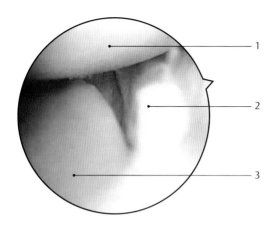

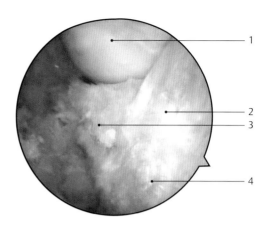

图 5.42

关节镜由后外侧入路置入右膝（尸体），镜下观

1. 股骨外侧髁

2. 腘肌肌腱

3. 外侧半月板后角

图 5.43

关节镜由后外侧入路置入右膝（尸体），评估关节后内侧部

1. 股骨内侧髁

2. 后交叉韧带

3. 胫骨内侧髁

4. 后交叉韧带胫骨止点

膝关节后外侧解剖

关节镜由后外侧入路置入的位置如图 5.44 所示，膝外侧及后外侧解剖如图 5.45~48 所示。

图 5.44

关节镜经后外侧入路置入右膝（尸体）

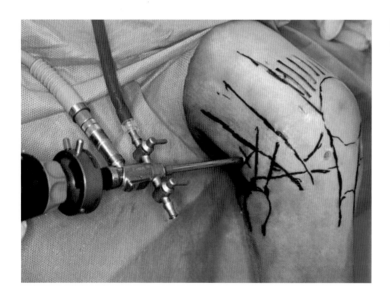

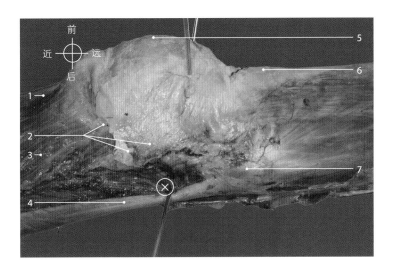

图 5.45

右膝（尸体）伸直位外侧观，标记后外侧入路的位置。切除髂胫束。后外侧结构于伸直位处于紧张状态，包括股二头肌肌腱，提示在进行后方关节镜操作时膝关节屈曲的重要性

1. 股直肌

2. 髂胫束（切断）

3. 股外侧肌

4. 股二头肌肌腱

5. 髌骨

6. 胫骨结节

7. 腓骨头

⊗ 后外侧入路

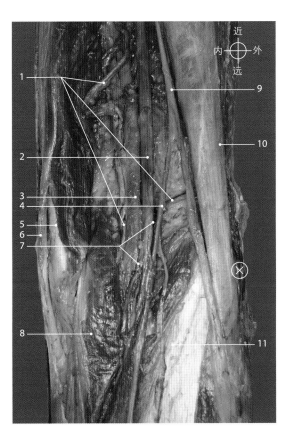

图 5.46

右膝（尸体）后面观，示后外侧入路和神经血管结构的关系。股二头肌肌腱位于腓总神经前方，后外侧入路应该位于其前方

1. 膝静脉

2. 胫神经

3. 腘静脉

4. 腓肠外侧皮神经

5. 半膜肌肌腱

6. 半腱肌肌腱

7. 胫神经肌支

8. 腓肠肌内侧头

9. 腓总神经

10. 股二头肌肌腱

11. 腓肠肌外侧头

⊗：后外侧入路

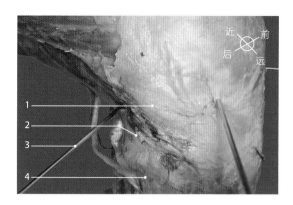

图 5.47

膝关节屈曲 90°，斯氏针标记后外侧入路。注意股二头肌肌腱在膝关节屈曲时未紧张

1. 髂胫束

2. 外侧副韧带

3. 股二头肌肌腱

4. 腓骨头

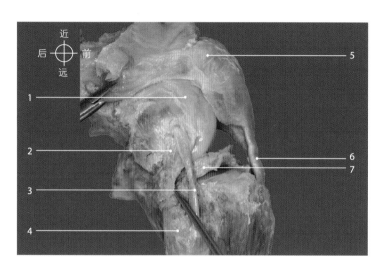

图 5.48

右膝外侧和后外侧结构

1. 股骨外侧髁   2. 腘肌肌腱   3. 外侧副韧带

4. 腓骨头   5. 髌骨   6. 髌韧带

7. 外侧半月板

5.5.4 其他

膝关节后方解剖结构复杂，缺乏适当的知识会导致严重的并发症。掌握丰富的相关解剖学知识对双侧后方入路至关重要，见图 5.49~55。

轴位—矢状位—冠状位观

轴位—矢状位—冠状位观如图 5.56~61 所示。

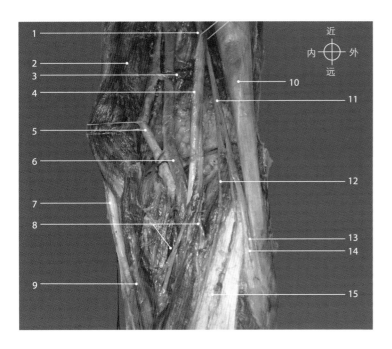

图 5.49

右膝后面观，解剖至腓肠肌层面

1. 坐骨神经　　　　　2. 半膜肌　　　　　　3. 膝外上动脉

4. 胫神经　　　　　　5. 腘动脉　　　　　　6. 腘静脉

7. 半腱肌肌腱　　　　8. 胫神经肌支　　　　9. 腓肠肌内侧头

10. 股二头肌肌腱　　11. 腓总神经　　　　12. 腓肠外侧皮神经

13. 腓浅神经　　　　14. 腓深神经　　　　15. 腓肠肌外侧头

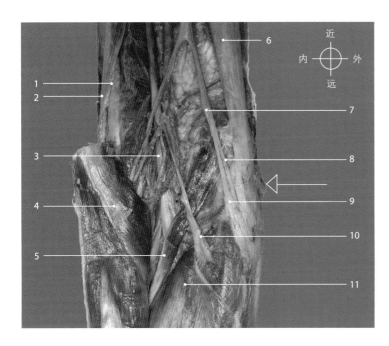

图 5.50

右膝后面观，移除腓肠肌

1. 半膜肌肌腱

2. 半腱肌肌腱

3. 胫神经

4. 腓肠肌内侧头

5. 跖肌

6. 股二头肌肌腱

7. 腓总神经

8. 腓浅神经

9. 腓深神经

10. 胫神经肌支

11. 比目鱼肌

← 后外侧入路

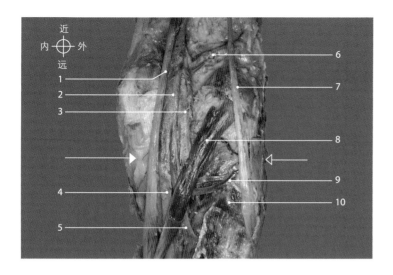

图 5.51

右膝后方进一步解剖：保留跖肌在原位，切除其他肌肉

1. 胫神经	2. 腘静脉	3. 腘动脉
4. 胫后静脉	5. 胫前静脉	6. 膝外上动静脉
7. 腓总神经	8. 跖肌	9. 膝外下动静脉
10. 腘肌	← 后外侧入路	← 后内侧入路

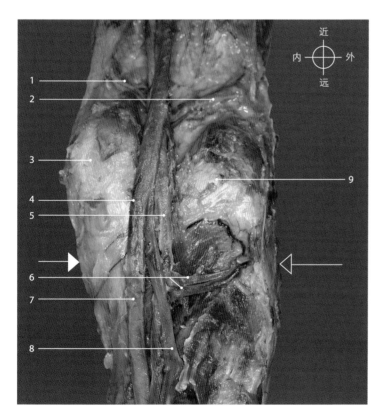

图 5.52

膝关节后方血管结构。注意腘静脉浅部、外部和腘动脉在股骨远端的关系：静脉穿向远端行于腘动脉后方并穿行至其内侧

1. 膝内上血管

2. 膝外上血管

3. 股骨内侧髁

4. 腘静脉

5. 腘动脉

6. 膝外下血管

7. 胫后静脉

8. 胫前静脉

9. 股骨外侧髁

← 后外侧入路

← 后内侧入路

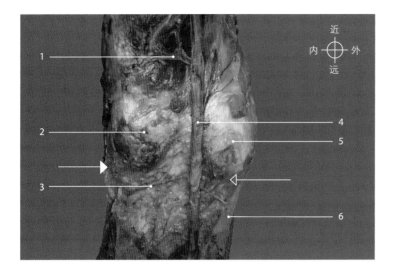

图 5.53

右膝腘动脉及其膝支

1. 膝内上动脉

2. 股骨内侧髁

3. 膝内下动脉

4. 腘动脉

5. 股骨外侧髁

6. 腘肌肌腱

← 后外侧入路

← 后内侧入路

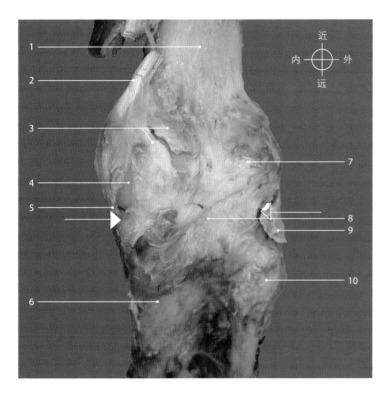

图 5.54

右膝后面观,显示后关节囊层面

1. 股骨

2. 大收肌

3. 膝关节囊

4. 股骨内侧髁

5. 内侧副韧带

6. 胫骨

7. 股骨外侧髁

8. 腘斜韧带

9. 腘弓状韧带 / 腘肌肌腱

10. 腓骨头

← 后外侧入路

← 后内侧入路

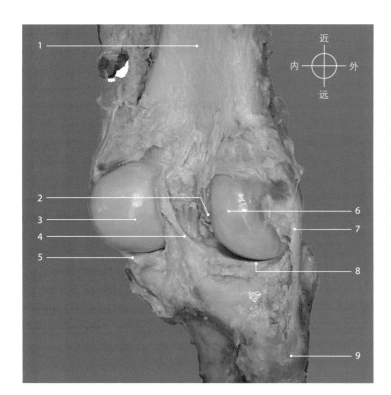

图 5.55

右膝后面观，切除后关节囊

1. 股骨

2. 前交叉韧带（股骨起点）

3. 股骨内侧髁

4. 板股后韧带

5. 内侧半月板

6. 股骨外侧髁

7. 外侧副韧带

8. 外侧半月板

9. 腓骨头

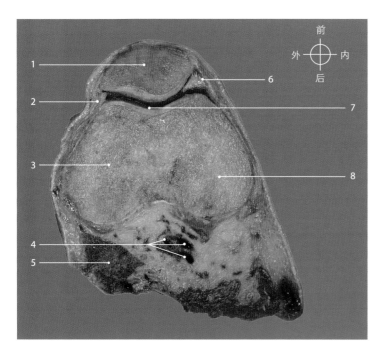

图 5.56

经右膝股骨髁及髌骨中 1/3 横断面远端断面

1. 髌骨

2. 髌骨外侧支持带

3. 股骨外侧髁

4. 腘血管

5. 股二头肌

6. 髌骨内侧支持带

7. 髌股关节

8. 股骨内侧髁

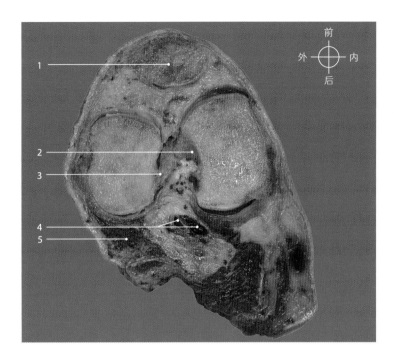

图 5.57

右膝经髁间窝横断面，可见前后交叉韧带（下面观）

1. 髌骨
2. 后交叉韧带
3. 前交叉韧带
4. 腘血管
5. 股二头肌肌腱

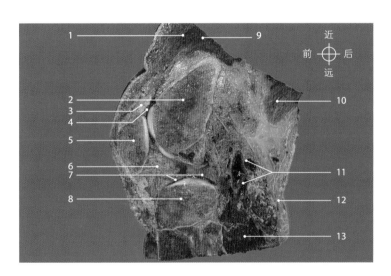

图 5.58

右膝经胫骨外侧髁矢状切面

1. 股直肌	2. 股骨外侧髁	3. 股四头肌
4. 髌上囊	5. 髌骨	6. 髌下脂肪垫
7. 外侧半月板	8. 胫骨外侧髁	9. 股中间肌
10. 股二头肌	11. 腘血管	12. 小腿筋膜
13. 腓肠肌外侧部		

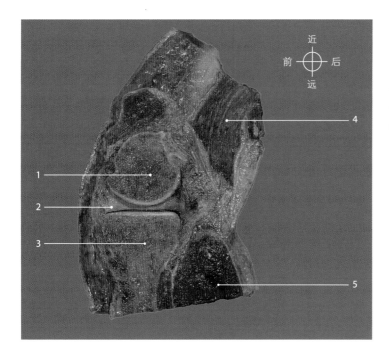

图 5.59

右膝经胫骨内侧髁矢状切面

1. 股骨内侧髁

2. 内侧半月板

3. 胫骨

4. 半膜肌

5. 腓肠肌内侧头

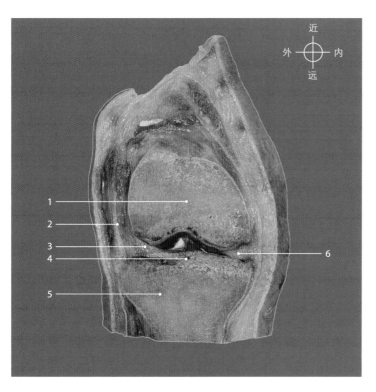

图 5.60

右膝前冠状切面

1. 股骨

2. 髂胫束

3. 外侧半月板

4. 髁间外侧结节

5. 胫骨

6. 内侧半月板

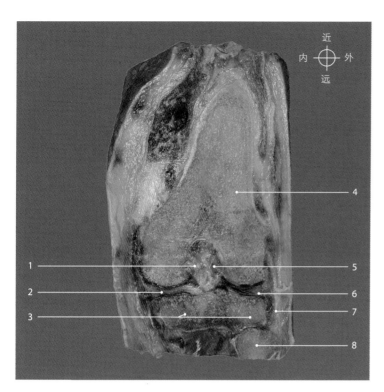

图 5.61

右膝后冠状切面

1. 后交叉韧带

2. 内侧半月板

3. 胫骨

4. 腓骨

5. 前交叉韧带

6. 外侧半月板

7. 外侧副韧带

8. 腓骨头

6　踝

Cristian Blanco Moreno, Gerardo muñoz Muraro, Eduardo Vega Pizarro, Juan Pablo Quinteros Pomar

6.1　引言

踝关节镜可使手术医生在不切开关节或行踝关节截骨术的前提下，对踝关节的内部解剖结构进行直视检查，在治疗疾病的同时使病人术后康复更快。对踝关节解剖结构的精确认识，有助于踝关节镜手术的安全开展，减少相关并发症的发生。本章节主要涉及前后踝手术方法，以及与之相关的入路与解剖。

6.2　前踝

最常使用的入路是前外侧与前内侧入路。对前踝浅层解剖结构的充分认识有助于正确定位上述入路，有效防止在操作器械时损伤周围结构。以前正中入路为代表的其他入路因可能发生神经血管并发症而较少使用，本章对其仅会稍加阐述。

6.2.1　前踝的解剖标志

充分了解踝关节的浅层解剖结构有利于安全定位各前方入路。手术操作中，神经、血管及肌腱最易受损。主要的解剖标志如图 6.1 所示。

6.2.2　前方入路踝关节镜手术适应证

前方入路踝关节镜手术适应证包括：

• 关节内游离体摘除

• 滑膜活检和切除

• 距骨和胫骨远端的软骨或骨软骨损伤

• 软组织切除术治疗撞击综合征

• 胫骨和距骨骨赘切除

• 临床存在症状的踝关节不稳的关节内检查

• 胫骨远端和踝关节骨折

• 关节镜辅助下踝关节融合术

• 踝关节感染性关节炎

6.2.3　病人体位

行前踝关节镜时，病人取仰卧位，常规上止血带。虽然有多种牵引固定方法可选，此处作者建议采用一种与固定于手术台外侧的金属杆相连的踝关节软质牵引器（如图 6.2 所示），而踝关节机械牵引器则是一种较少运用的方法。后者虽然可增大关节间隙，便于手术操作，但也存在一定的禁忌证，并且可能造成一些并发症（如骨骺开放）。本章中展示的部分关节内视野图片是在使用踝关节牵引器的情况下获得的。

6.2.4　前方入路

前外侧入路

本入路位于胫距关节水平——第三腓骨肌肌腱和趾长伸肌肌腱的外侧（图 6.3a）。

前内侧入路

本入路位于胫距关节水平，紧邻胫骨前肌肌腱内侧（图 6.3 b）。

前正中入路

本入路位于胫距关节水平，具体在踇长伸肌肌腱和趾长伸肌肌腱之间（图 6.4）。

6.2.5　踝关节前方解剖与存在损伤风险的解剖结构

存在损伤风险的解剖结构与踝关节镜入路选择密切相关。图 6.5~9 有助于显示入路和存在损伤风险的神经、血管及腱性结构的关系。

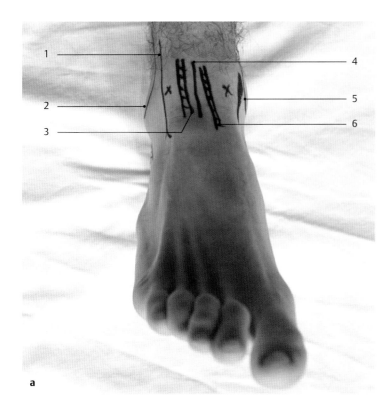

a

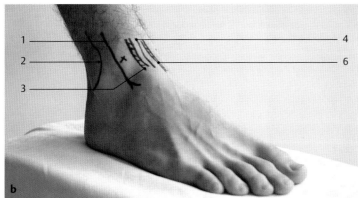

b

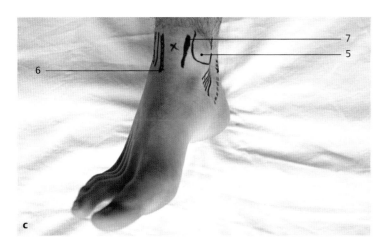

c

图 6.1

右踝的（a）前方，（b）前外侧和（c）前内侧观。
（c）右踝前内侧观

1. 腓浅神经

2. 外踝

3. 趾长伸肌肌腱

4. 足背动脉

5. 内踝

6. 胫骨前肌肌腱

7. 大隐静脉和隐神经

"X"：入路（外侧和内侧）

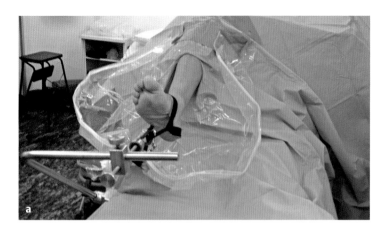

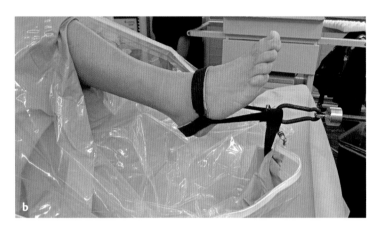

图 6.2

（a）踝关节镜手术的病人体位，此处采用软组织系带；（b）牵引器固定于外侧金属杆上

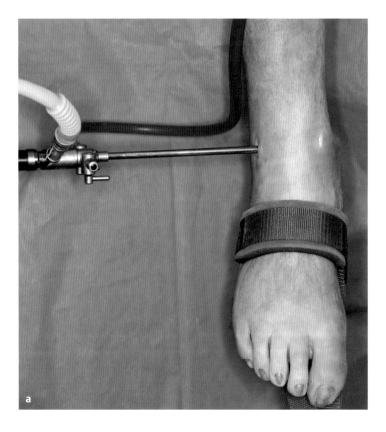

图 6.3

（a）右踝（大体标本）前面观，关节镜置于前外侧入路和前内侧入路（b）。考虑到胫距关节的位置，较高的入路可能会影响胫距关节的探查，但有利于直接从前方观察距骨关节面。与之相对应的是，较低的入路不利于直接从前方观察距骨，但便于直接观察远端关节面和进入距骨颈

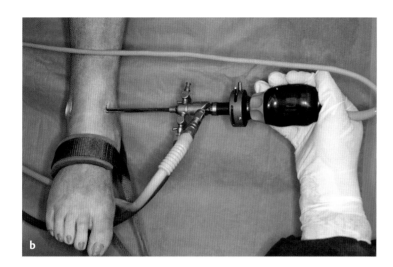

图 6.3（续）

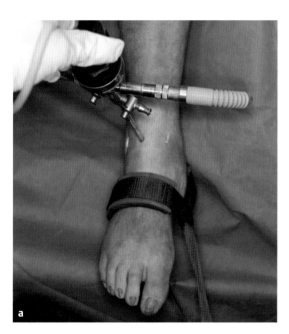

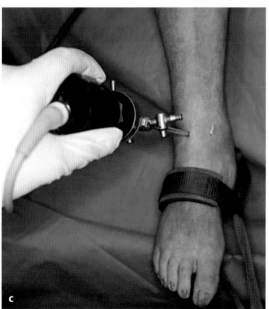

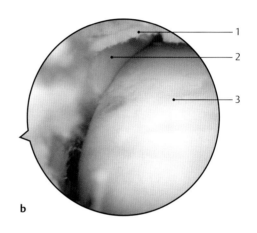

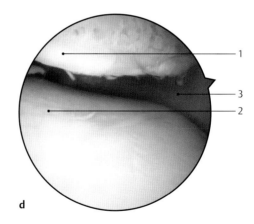

图 6.4

（a）右踝（大体标本），关节镜置于前正中入路，镜头朝向外侧；（b）关节镜下所见；（c）右踝（大体标本），关节镜置于前正中入路，镜头朝向内侧；（d）关节镜下所见

1. 胫骨远端

2. 距骨

3. 内踝

前外侧入路

该入路容易损伤的解剖结构是腓浅神经和该神经的背侧中部皮支。此外，趾长伸肌肌腱也可能受累（图6.5，图6.6）。

前内侧入路

该入路容易损伤的解剖结构是位于皮下的腓浅神经背内侧皮支，位于肌腱层的胫前动脉以及位于肌腱下层的腓深神经（图6.7）。

前正中入路

该入路容易损伤的解剖结构是胫骨前肌肌腱和大隐静脉（图6.8，图6.9）。

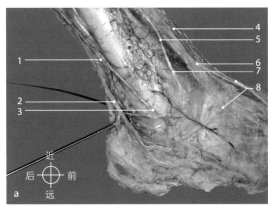

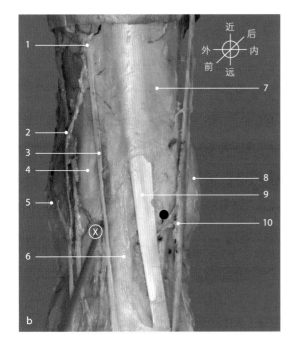

图6.5

（a）右踝前外侧观，示皮下结构。注意腓浅神经的皮支分支

1. 腓肠神经

2. 小隐静脉

3. 背外侧皮神经

4. 大隐静脉

5. 腓浅神经

6. 背内侧皮神经

7. 背侧中部皮神经

8. 趾背神经

（b）右踝前面观，示皮下结构。一根 Steinmann 棒位于趾长伸肌和踇长伸肌之间的肌间隙内

1. 腓浅神经

2. 背侧中部皮神经

3. 背内侧皮神经

4. 趾长伸肌 / 肌腱

5. 外踝

6. 踇长伸肌 / 肌腱

7. 深筋膜

8. 内踝

9. 胫骨前肌 / 肌腱

10. 大隐静脉

⊗：前外侧入路

•：前内侧入路

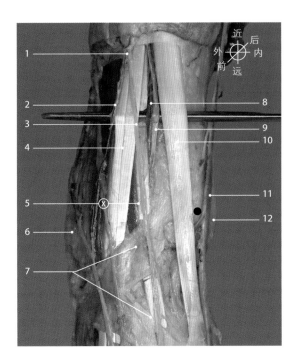

图 6.6

右踝前面观，示腱性结构及与之相关的神经血管结构

1. 腓浅神经
2. 背侧中部皮神经
3. 背内侧皮神经
4. 趾长伸肌 / 肌腱
5. 踇长伸肌 / 肌腱
6. 外踝
7. 伸肌支持带
8. 胫前动脉
9. 腓深神经
10. 胫骨前肌 / 肌腱
11. 大隐静脉
12. 内踝

⊗：前外侧入路

•：前内侧入路

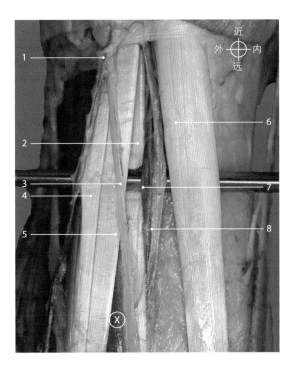

图 6.7

右踝前面观，展示踝关节中部的神经血管结构

1. 腓浅神经
2. 踇长伸肌 / 肌腱
3. 背内侧皮神经
4. 背侧中部皮神经
5. 趾长伸肌 / 肌腱
6. 胫骨前肌 / 肌腱
7. 胫前动脉
8. 腓深神经

⊗：前正中入路

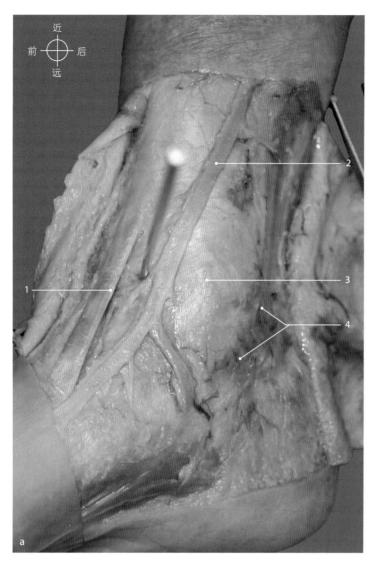

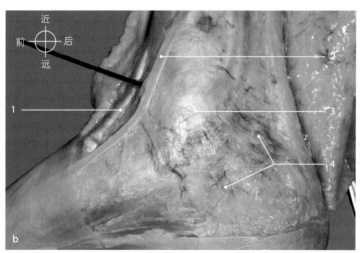

图 6.8

右踝前内侧和内侧观，示前内侧入路的位置及其与胫骨前肌肌腱和大隐静脉之间的关系。前内侧入路已用 Steinmann 棒标记

1. 胫骨前肌肌腱
2. 大隐静脉
3. 内踝
4. 屈肌支持带

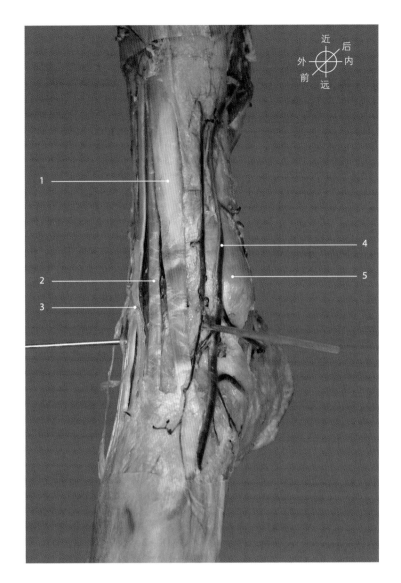

图 6.9
右踝前内侧和内侧观，示前内侧入路的位置及其与胫骨前肌肌腱和大隐静脉之间的关系。前内侧入路已用 Steinmann 棒标记

1. 胫骨前肌肌腱
2. 蹞长伸肌肌腱
3. 趾长伸肌肌腱
4. 大隐静脉
5. 内踝

骨与韧带结构

踝关节（前方，外侧和内侧）的骨关节结构及相关韧带，可通过前方入路在关节镜下进行观察与诊治（图 6.10）。

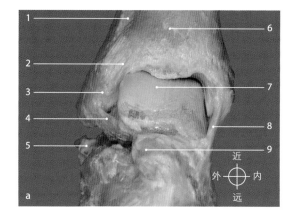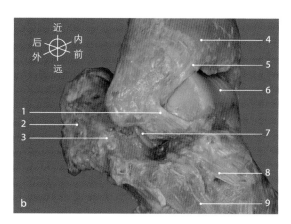

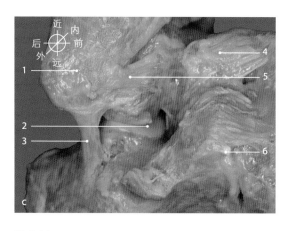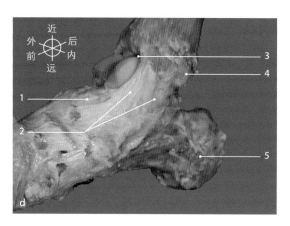

图 6.10

（a）右踝前面观

1. 骨间膜　　　2. 胫腓前韧带　　　3. 腓骨

4. 距腓前韧带　5. 跟腓韧带（已切断）6. 胫骨

7. 距骨　　　　8. 三角韧带　　　　9. 距舟关节

（b）右踝前外侧观

1. 距腓前韧带　2. 跟骨　　　　　　3. 跟腓韧带

4. 胫骨　　　　5. 胫腓前韧带　　　6. 距骨滑车

7. 距下关节　　8. 距舟韧带　　　　9. 跟骰韧带

（c）右踝外侧观，示外侧韧带。注意踝关节背屈时前距腓韧带的位置

1. 外踝　　　　2. 距下关节　　　　3. 跟腓韧带

4. 距舟韧带　　5. 距腓前韧带　　　6. 跟骰韧带

（d）右踝前内侧观

1. 距舟韧带　　2. 三角韧带　　　　3. 距小腿关节

4. 内踝　　　　5. 跟骨

6.2.6 经前外侧入路行踝关节镜检查

图 6.11~16 显示了从前外侧入路开始进行踝关节镜检查的方法。也有部分医生更喜欢从前内侧入路开始。

摆放好病人体位，完成常规消毒铺巾后，如前文所述画出各常用解剖标志。用 18 号针头向关节内注入适量生理盐水以确定入路位置所在。切开皮肤，钝性分离直至关节囊，注意保护神经血管结构不受损伤。图 6.11~16 展示了使用前外侧入路作为初始入路时关节镜的操作次序。是否采用有创牵引（骨牵引）通常取决于手术时长，踝关节松弛度及损伤的位置。

1. 体表解剖标志（图 6.11）。
2. 前外侧入路位置（图 6.12）。
3. 关节镜下前内侧角和内侧隐窝结构（图 6.13）。
4. 经前外侧入路镜下观察后踝（图 6.14）。
5. 关节镜下观察外侧隐窝，前外侧角和距腓前韧带（图 6.15）。
6. 关节镜下观察距骨颈（图 6.16）。

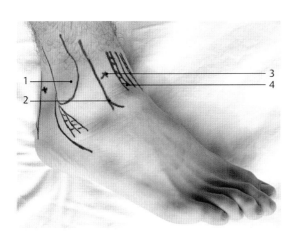

图 6.11

体表解剖标志

1. 外踝
2. 腓浅神经背侧中部皮支
3. 前外侧入路
4. 趾长伸肌肌腱

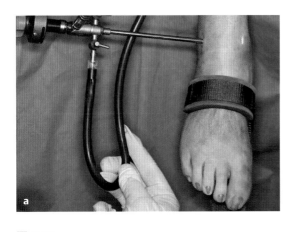

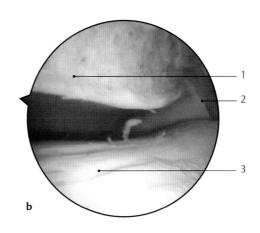

图 6.12

（a）踝关节镜经前外侧入路观察右踝（大体标本）；（b）镜下观

1. 胫骨远端
2. 内踝
3. 距骨

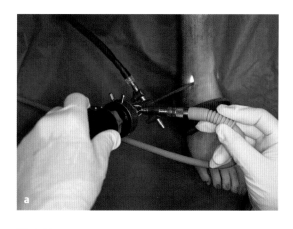
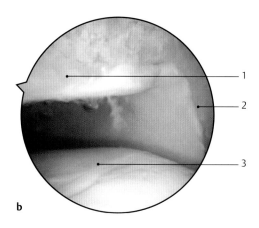

图 6.13

（a）踝关节镜经前外侧入路观察右踝（大体标本），调节关节镜和镜头可观察内侧隐窝；（b）镜下观

1. 胫骨远端

2. 内踝

3. 距骨

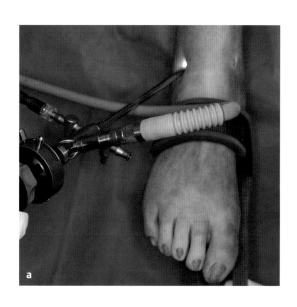
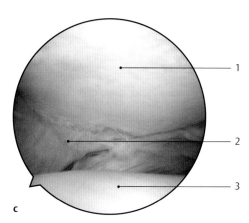
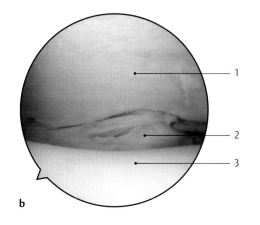

图 6.14

（a）踝关节镜经前外侧入路观察右踝（大体标本），镜头朝向外侧，观察胫距关节中间和后外侧部分（在牵引下）；（b）关节镜下后中间视野；（c）镜下后外侧视野

1. 胫骨关节面

2. 后方关节囊

3. 距骨关节面

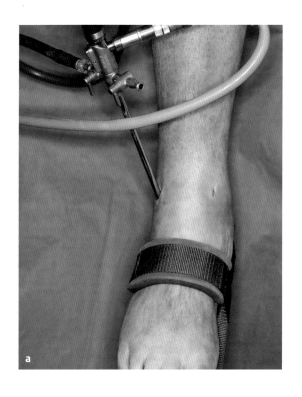

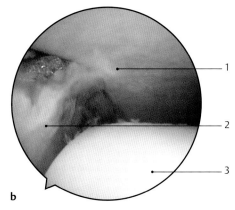

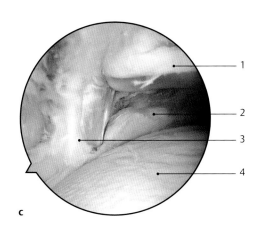

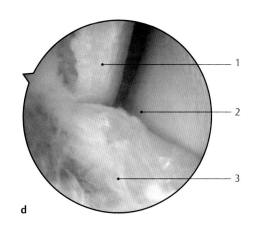

图 6.15

（a）踝关节镜经前外侧入路观察右踝（大体标本），旋转镜头以观察外侧隐窝、前外侧角及距腓前韧带（在牵引下）；（b）镜下观，外侧间沟

1. 胫骨关节面   2. 腓骨远端   3. 距骨关节面

（c）镜下观，前外侧角

1. 胫骨远端   2. 腓骨远端（部分距腓韧带）   3. 胫腓前韧带   4. 距骨

（d）镜下观，距腓前韧带

1. 腓骨远端   2. 距骨外侧（部分距腓韧带）   3. 距腓前韧带

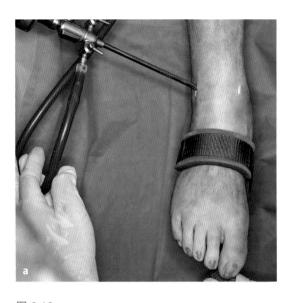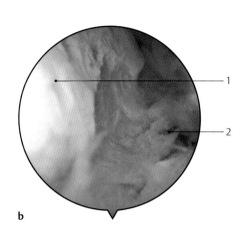

图 6.16

（a）踝关节镜经前外侧入路观察右踝（大体标本），旋转镜头以观察距骨颈；（b）镜下观，距骨颈

1. 距骨关节面

2. 距骨颈

6.2.7 经前内侧入路行踝关节镜检查

图 6.17~20 显示了利用本入路行踝关节镜检查的简要步骤，可按需使用有创牵引。

1. 建立前内侧入路，观察距骨和前外侧角（图 6.17）。

2. 确认前外侧入路的位置（图 6.18）。

3. 观察评估前内侧角，距骨穹隆和胫骨远端情况（图 6.19）。

4. 观察距骨颈（图 6.20）。

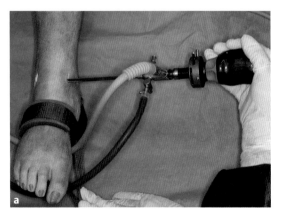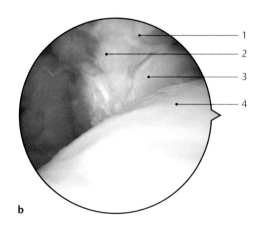

图 6.17

（a）踝关节镜经前内侧入路观察右踝（大体标本），镜头朝向内侧，示前外侧角与距骨；（b）镜下观

1. 胫骨　　2. 胫腓前韧带　　　3. 腓骨（部分距腓韧带）　　　4. 距骨

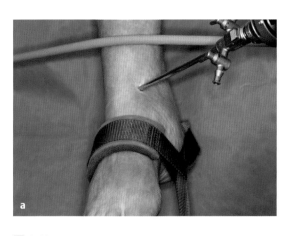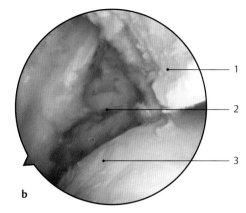

图 6.18

（a）踝关节镜经前内侧入路观察右踝（大体标本），旋转镜头观察内侧，便于定位前外侧入路位置；

（b）镜下观

1. 胫骨远端前方边界　　　　　　　2. 前外侧入路位置　　　　　　　3. 距骨关节面

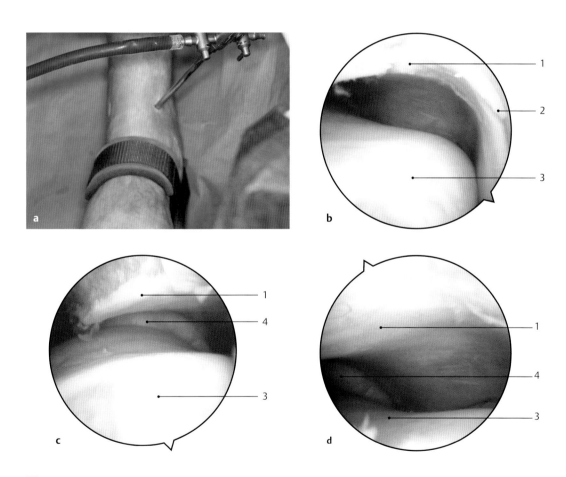

图 6.19

（a）踝关节镜经前内侧入路观察右踝（大体标本），镜头先朝向前内侧角，之后旋转镜头先后观察
远端与近端；（b）镜下观，前内侧角

1. 胫骨远端　　　　　　2. 内踝　　　　　　3. 距骨关节面　　　　　　4. 腓骨

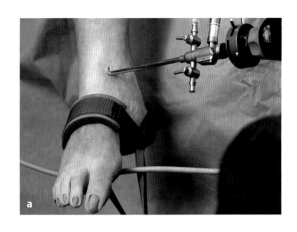
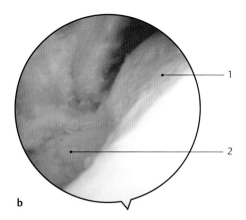

图 6.20

（a）踝关节镜在前内侧角观察右踝（大体标本），镜头朝向距骨颈及部分距骨关节面；（b）镜下观

1. 距骨关节面   2. 距骨颈

6.3 后踝

与前方入路相比，后方入路的解剖标志较为简单。但在建立入路、获得镜下操作空间时需小心谨慎，以防损伤重要血管神经结构，在内侧操作时应格外小心。本节将详细探讨经典的后外侧和后内侧入路。

6.3.1 后踝的解剖标志

后踝的体表解剖标志如图 6.21、图 6.22 所示。

6.3.2 后方入路踝关节镜手术适应证

以下疾病可经后踝关节镜诊治：

• 常见的滑膜炎

• 其他种类滑膜炎（绒毛结节性、滑膜软骨瘤病）

• 撞击综合征（骨赘、距后三角骨）

• 后方软组织撞击

• 距骨和距下关节的骨软骨损伤（距下关节融合）

• 感染性关节炎

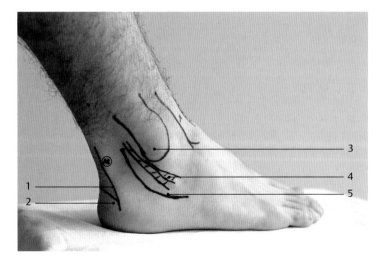

图 6.21

由后向前示踝关节后外侧解剖

1. 跟腱

2. 跟骨结节

3. 外踝

4. 腓骨肌肌腱

5. 腓肠神经和小隐静脉

⊗：后外侧入路

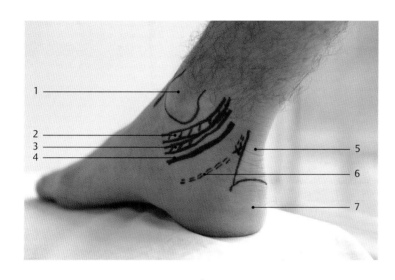

图 6.22

由前向后示踝关节后内侧解剖

1. 内踝

2. 胫后肌肌腱

3. 趾长屈肌

4. 胫后神经血管束

5. 跟腱

6. 跗长屈肌肌腱（虚线表示其较其他组织为深）

7. 跟骨结节

6.3.3　病人体位

后踝关节镜的体位摆放较为简单。病人取俯卧位，术侧足置于手术床外并与对侧足相比有所抬高（如图 6.23 所示）。按需使用有创或无创牵引。摆放体位时须保证术侧足背屈自由。

6.3.4　后方入路

后外侧入路

该入路位于跟腱外侧，处于后方关节线水平，前方关节线以远 1 cm，腓骨远端止点近端 1~1.5 cm 处（图 6.24）。

后内侧入路

该入路位于跟腱内侧，后胫距关节水平线上。因近端存在胫后动脉、胫神经、跗长屈肌肌腱、趾长屈肌肌腱等结构，建立本入路时要格外小心。也正因为上述原因，部分医生更倾向于采用经跟腱入路（图 6.25）。

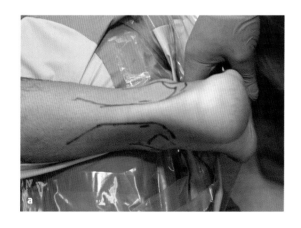
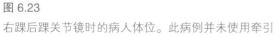
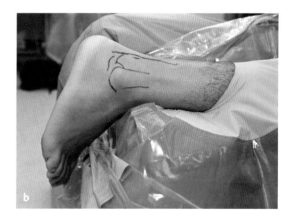

图 6.23

右踝后踝关节镜时的病人体位。此病例并未使用牵引

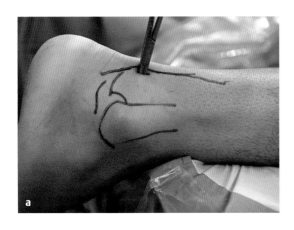

图 6.24

右踝外侧和后方观，示后外侧入路位置

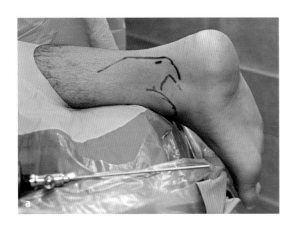

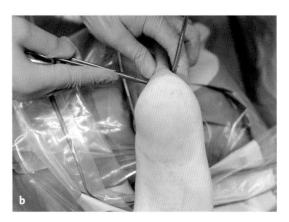

图 6.25

右踝外侧和后方观，示后内侧入路位置

6.3.5　踝关节后方解剖与存在损伤风险的解剖结构

　　存在损伤风险的解剖结构与踝关节镜入路选择密切相关。图 6.26~28 展示了踝关节镜入路与存在损伤风险的神经、血管和腱性结构的关系。

后外侧入路

　　该入路容易损伤的解剖结构是小隐静脉，腓肠神经（总是在静脉的后方深部）和跟腱（图 6.26，图 6.27）。

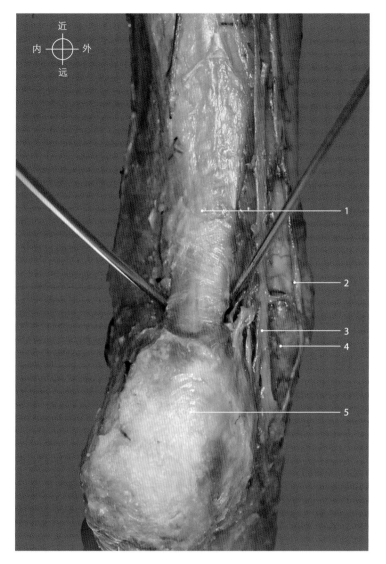

图 6.26

右踝后侧观，两条后方入路（内侧和外侧）均
已用 Steinmann 棒标记

1. 跟腱

2. 腓肠神经（背外侧皮神经分支）

3. 小隐静脉

4. 外踝

5. 跟骨

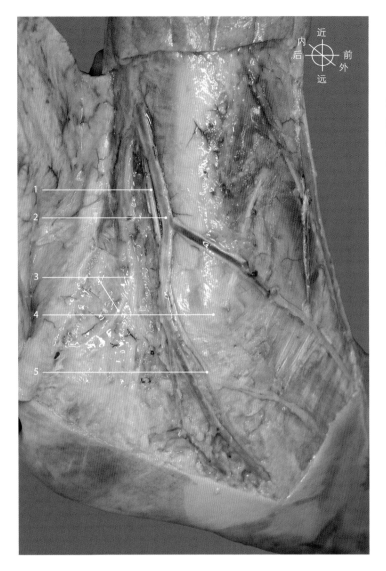

图 6.27

右踝后外侧观，示采用后外侧入路时存在损伤风险的结构

1. 腓肠神经
2. 小隐静脉
3. 隐神经跟骨外侧分支
4. 腓骨
5. 隐神经背外侧皮支

后内侧入路

　　该入路容易损伤的解剖结构从外向内依次是姆长屈肌，趾屈肌肌腱和胫后神经血管束（图 6.28）。

　　图 6.29~31 展示了后踝的深层解剖。借此读者可以了解后踝关节镜有限的操作空间，相关骨骼结构、肌腱和韧带。

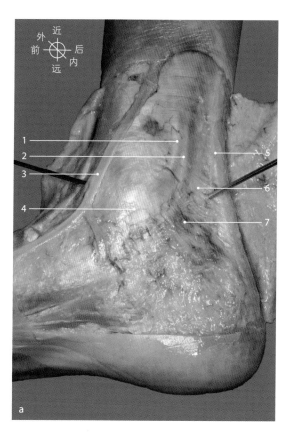

图 6.28

右踝后内侧观，示内侧结构及其与后内侧入路的位置关系

1. 胫骨后肌肌腱

2. 趾长屈肌肌腱

3. 大隐静脉

4. 内踝

5. 跟腱

6. 神经血管束

7. 屈肌支持带

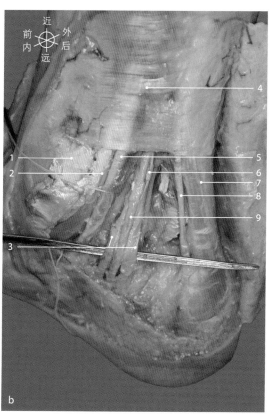

（b）右踝后内侧观，示内侧结构及其与后内侧入路的位置关系

1. 内踝

2. 胫骨后肌肌腱

3. 胫神经内、外侧分支

4. 屈肌支持带

5. 趾长屈肌肌腱

6. 胫神经

7. 跟腱

8. 跖肌肌腱

9. 胫后动脉

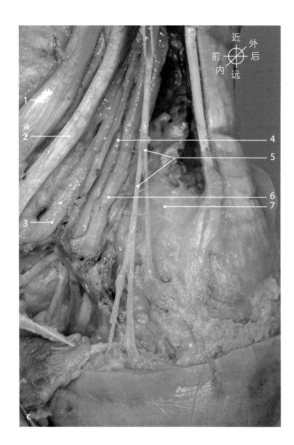

图 6.28（续）

（c）右踝后内侧观，示内侧结构及其与后内侧入路的位置关系

1. 胫骨后肌肌腱

2. 趾长屈肌肌腱

3. 足底内侧神经

4. 足底外侧神经

5. 跟骨神经内侧分支

6. 胫后动脉

7. 跟骨

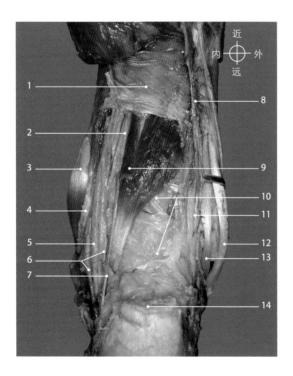

图 6.29

右踝后面观，示内外侧结构。跟腱已切断并向近端翻开，以显示后踝关节镜的操作区域。踇长屈肌肌腱为操作区域的内侧界。本图解释了因内侧存在损伤重要神经血管结构的风险，故而需要重视内侧界的原因

1. 屈肌支持带

2. 胫神经

3. 胫骨后肌肌腱

4. 趾长屈肌肌腱

5. 胫后动脉

6. 胫后静脉

7. 胫神经跟骨内侧支

8. 小隐静脉

9. 踇长屈肌

10. 足跟脂肪垫

11. 腓肠神经

12. 腓骨长肌肌腱

13. 腓骨短肌肌腱

14. 跟腱（已切除）

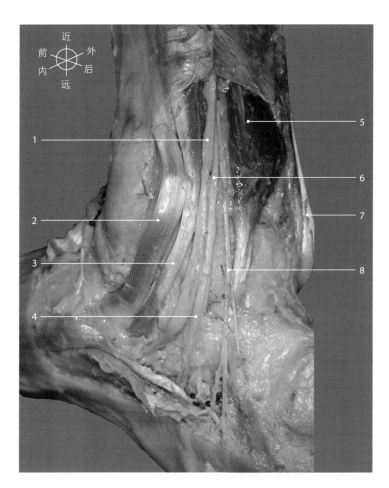

图 6.30

右踝后方关节镜工作区域的后内侧观

1. 胫后动脉

2. 胫骨后肌肌腱

3. 趾长屈肌肌腱

4. 足底外侧神经

5. 姆长屈肌

6. 胫神经

7. 腓骨长、短肌肌腱

8. 胫神经跟骨内侧支

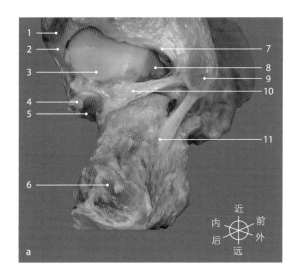
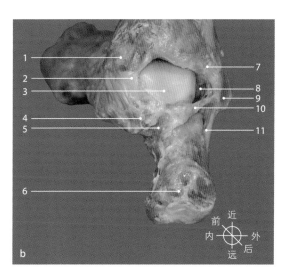

图 6.31

右踝后方观，示后踝关节镜中镜检涉及的骨性结构和韧带，已显示姆长屈肌肌腱沟（内侧边界）和后外侧隐窝（外侧边界）

1. 内踝	2. 三角韧带胫距后分支	3. 距骨	4. 载距突
5. 姆长屈肌肌腱沟	6. 跟骨	7. 胫腓后韧带	8. 外踝窝，踝沟
9. 外踝	10. 距腓后韧带	11. 跟腓韧带	

6.3.6 经后外侧入路行踝关节镜检查

后外侧入路（"安全"入路）位于后方关节线水平，在腓骨远端止点以近 1~1.5 cm 处，恰在跟腱边缘的外侧。关节镜的置入方向与第二跖骨在一条直线上，在建立后内侧入路之前始终保持这一位置。后内侧入路主要用于器械操作，因其可能导致神经血管并发症而被认为是最危险的入路。在打开后踝工作空间的过程中，为避免并发症的发生，刨刀刀尖应始终与关节镜套管接触。刨刀沿镜头方向向下滑动，逐渐向末端移动并打开后方空隙，期间应辨认胫距关节和以踇长屈肌肌腱为代表的内侧边界（图 6.32）。

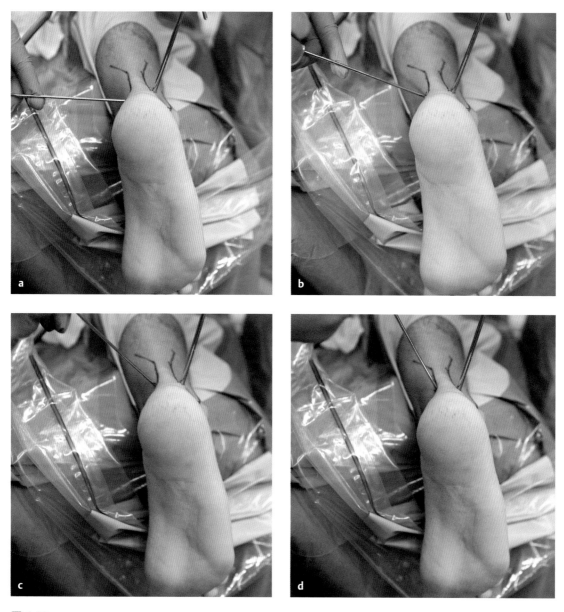

图 6.32

右踝后外侧和后内侧入路

后踝关节镜检的推荐次序如图6.33~38所示。术者可按需使用有创牵引。

1. 开始关节镜观察（图6.33）。

2. 在关节镜下找到踇长屈肌肌腱（图6.34）。

3. 在关节镜下找到胫距韧带（图6.35，图6.36）。

4. 在关节镜下找到距下关节（图6.37）。

5. 明确踇长屈肌与胫后神经在关节镜视野下的位置关系（图6.38）。

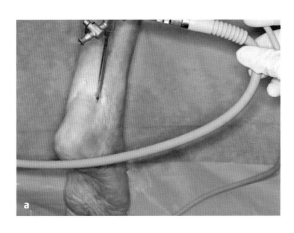
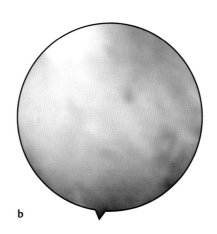

图 6.33

（a）右踝大体标本后方观，关节镜置于后外侧入路，显示对应的初始关节镜视野。视野中可见后踝关节操作空间前方的软组织。术者通过切除相应的组织打开这一操作空间。（b）镜下观

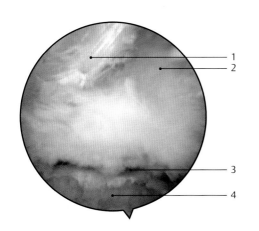

图 6.34

右踝大体标本关节镜下所见，初始图像显示重要解剖标志——踇长屈肌肌腱

1. 踇长屈肌肌腱

2. 距骨

3. 距下关节

4. 跟骨

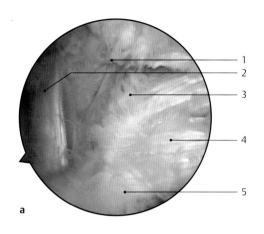

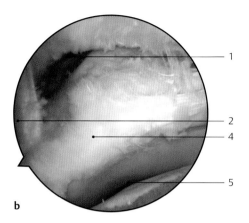

图 6.35

经后外侧入路于关节镜下观察右踝大体标本所见，必须打开后方胫距关节囊进入关节

1. 胫距关节—内侧隐窝

2. 踇长屈肌肌腱

3. 胫距后关节囊（踝间后韧带已切除）

4. 距腓后韧带

5. 距下关节

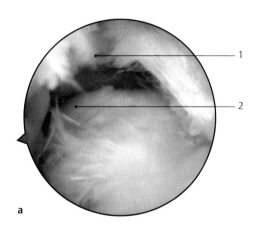

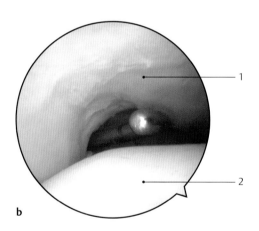

图 6.36

右踝大体标本关节镜下所见，采用有创牵引以探查胫距关节，由前内侧入路置入探针

1. 胫骨关节面远端

2. 距骨

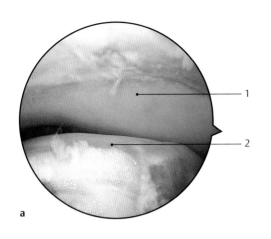

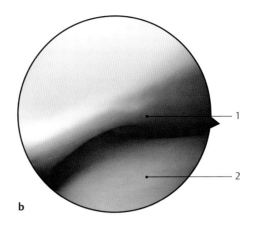

a

b

图 6.37
右踝大体标本，在牵引下利用关节镜探查距下关节
1. 距骨的距下关节面
2. 跟骨的距下关节面

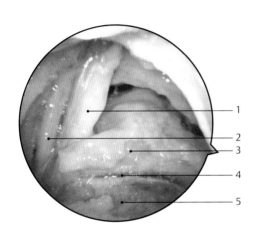

图 6.38
右踝大体标本镜下所见，示踇长屈肌肌腱和胫神经的关系
1. 踇长屈肌肌腱
2. 胫神经
3. 距骨
4. 距下关节
5. 跟骨

6.3.7 前后踝的其他解剖切面

如前文所述，熟悉这些切面有助于我们进一步了解踝关节的解剖结构，为安全开展踝关节镜手术奠定良好基础（图 6.39~41）。

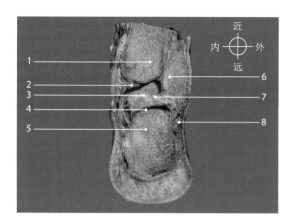

图 6.39

冠状切面

1. 胫骨
2. 胫距关节（滑膜包绕）
3. 距骨
4. 距下关节
5. 跟骨
6. 腓骨
7. 距腓后韧带
8. 腓骨长、短肌肌腱

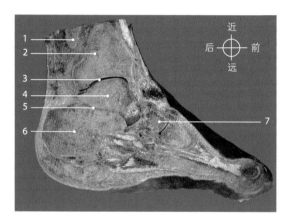

图 6.40

矢状切面

1. 腓骨
2. 胫骨
3. 胫距关节
4. 距骨
5. 距下关节
6. 跟骨
7. 足舟骨

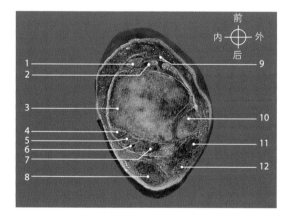

图 6.41

横切面

1. 胫骨前肌肌腱
2. 胫前动脉 / 腓深神经
3. 胫骨
4. 胫后肌肌腱
5. 趾长屈肌肌腱
6. 胫后动脉 / 静脉 / 神经
7. 踇长屈肌肌腱
8. 跟腱
9. 趾长伸肌肌腱
10. 腓骨
11. 腓骨长、短肌肌腱
12. 腓肠神经和小隐静脉

索 引